DE L'EXAMEN
ORGANIQUE ET PHYSIOLOGIQUE
DU MALADE
Pendant son séjour à Vichy

PAR LE

Dr Léonce SOULIGOUX

ANCIEN ÉLÈVE DES HÔPITAUX DE PARIS

MÉDECIN CONSULTANT A VICHY.

PARIS

ADRIEN DELAHAYE, LIBRAIRE-ÉDITEUR

PLACE DE L'ÉCOLE-DE-MÉDECINE.

1869

DE L'EXAMEN

ORGANIQUE & PHYSIOLOGIQUE

DU MALADE

Pendant son séjour à Vichy.

DU MÊME AUTEUR :

Du Ramollissement des os, et des moyens d'y remédier, Paris, 1866; 1 vol. in-12.

Du Diagnostic médical et chirurgical par les moyens phy-siques; 1 vol. in-18 avec 30 gravures intercalées dans le texte.

Paris. A. Parent. imprimeur de la Faculté de Médecine, rue M.-le-Prince, 31.

DE L'EXAMEN

ORGANIQUE ET PHYSIOLOGIQUE

DU MALADE

Pendant son séjour à Vichy

PAR LE

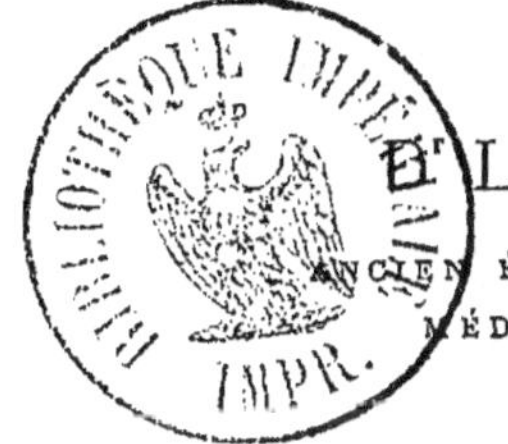

Dʳ Léonce SOULIGOUX

ANCIEN ÉLÈVE DES HÔPITAUX DE PARIS,
MÉDECIN CONSULTANT A VICHY.

PARIS

ADRIEN DELAHAYE, LIBRAIRE-ÉDITEUR

PLACE DE L'ÉCOLE-DE-MÉDECINE,

1869

AUX LECTEURS

Médecin consultant aux eaux minérales de
Vichy, il m'a semblé que les résultats acquis dans
une pratique consciencieuse pouvaient n'être pas
inutiles à la science de guérir. C'est pourquoi
j'ai écrit ce livre et j'ai cherché à le composer de
telle sorte qu'il pût agréer à la fois à l'homme du
monde et à l'homme de l'art. Mes honorables
confrères y verront, en particulier, l'application
d'un procédé fécond et rigoureux, la percussion
médiate, et le parti que j'ai pu en tirer. C'est par
là que ce livre peut n'être pas sans intérêt scientifique. Dans tous les cas, j'ose tout au moins espérer que ceux qui voudront bien me lire, ap-
précieront les effors constants que j'ai faits pour
être utile aux malades et ce suffrage sera ma
récompense.

J'ai d'abord esquissé l'histoire des progrès
qu'on a faits en diagnostic, et j'ai rapporté les
découvertes des plus célèbres médecins de notre
temps. J'ai donné ensuite une sorte de recueil

des meilleurs moyens d'investigation que la
science possède. C'est donc en lisant cette première partie de l'ouvrage qu'on apprendra à éviter des fautes graves dans lesquelles on tombe
ordinairement, si l'on n'est pas suffisamment in-
struit sur les moyens indispensables pour rechercher les causes organiques de nos souffrances.

Dans le second chapitre, j'ai donné, en un résumé rapide la description des principales maladies que l'on traite habituellement par les
eaux thermales de Vichy. Il m'a semblé que ce
recueil nosologique serait également agréable et
commode à mes lecteurs. Ma grande attention a
été ensuite de distinguer et de choisir avec soin
les préceptes qui sont le plus en usage pour reconnaître ces maladies et, au lieu de grossir mon ouvrage d'un mélange fatigant de digressions
inutiles et de recherches oiseuses sur des pratiques dont on est en partie revenu, je me suis
exclusivement attaché, dans le troisième chapitre, aux véritables signes qui constituent le
diagnostic spécial.

On se convaincra en lisant la quatrième partie
de cet ouvrage, du soin tout particulier que j'ai

apporté à l'observation, cette partie fondamentale de la science médicale. Car c'est à l'observation, il faut bien le reconnaître, que nous sommes redevables de tout ce qui existe de positif en médecine, et c'est pour cette raison que, mettant de côté les hypothèses et les idées préconçues, j'ai observé et recueilli l'histoire des malades qui m'ont été confiés. C'est mon contingent d'observations personnelles que j'apporte et dont les médecins peuvent seuls apprécier l'importance.

J'ai terminé ce livre en donnant une idée générale des eaux de Vichy et de leur mode d'action. J'ai dû me servir ici des travaux de ceux de mes confrères qui se sont occupés, une grande partie de leur vie, de l'étude de nos eaux thermales, et j'ai lu avec un immense intérêt ce que l'expérience leur avait appris de meilleur pour assurer la santé à leurs malades et pour doubler en quelque sorte la puissance de ces eaux qui servent à la rétablir.

Encouragé par leur exemple, je me suis mis à réfléchir sérieusement sur ce que je pourrais entreprendre pour faire de mon côté quelque bien. J'ai pensé que je ne saurais rien faire de mieux que de continuer les recherches physiologiques qu'eux-mêmes ont si bien commencées sur les propriétés de ces eaux. Je suis persuadé qu'un nouvel ouvrage sur ce sujet, et qui serait le fruit des recherches et de la propre expérience d'un médecin physiologiste, pourrait encore avoir une véritable utilité pratique. C'est ce projet que je mettrai prochainement à exécution, et si je suis assez heureux pour réussir, j'aurai la satisfaction de n'avoir pas perdu ma peine.

Dr Léonce Souligoux.

DE L'EXAMEN

ORGANIQUE & PHYSIOLOGIQUE

DU MALADE

Pendant son séjour à Vichy.

CHAPITRE PREMIER

DU DIAGNOSTIC.

Du diagnostic en médecine. — La science, de nos jours, est dirigée vers l'observation attentive et l'étude des organes malades. — La thérapeutique elle-même a été souvent un progrès pour le diagnostic. — Les progrès physiques et chimiques qui se sont réalisés à notre époque sont les seuls moyens propres à faire reconnaître les lésions d'organes et partant les maladies : d'où résulte le traitement le plus rationnel.

Si la thérapeutique, cette science si importante de la médecine, nous indique les moyens à employer pour guérir le malade, c'est au diagnostic qu'elle est redevable de ses progrès.

Le diagnostic est en effet cette partie de la médecine qui apprend à reconnaître et à distinguer entre eux les divers états pathologiques ou les maladies, et c'est grâce à la connaissance de la physique et de la chimie, que nous avons pu, de

1

nos jours, trouver les moyens principaux qui
doivent nous aider à la solution de ce grand
problème, l'art de lire dans le corps de l'homme.
Différents moyens ont été employés de nos jours
pour pouvoir arriver à cet heureux résultat ; et
c'est à l'aide de ces moyens qu'on a pu explorer
avec une précision presque étonnante les organes
du toucher, les organes du goût, les organes de
l'olfaction, les organes de la vision ; qu'on a pu
explorer encore le cerveau et la moelle épinière,
les nerfs, les muscles et leurs annexes ; qu'on a
pu étudier cliniquement les os, les articulations
et leurs annexes, la peau elle-même et les organes plus profondément situés, tels que les poumons, le cœur, le foie, la rate, l'estomac, la
vessie, la matrice, etc.

Nous sommes déjà éloignés de ce temps où l'observation à elle seule faisait tous les frais en
médecine. On ne peut désavouer toutefois que la
médecine d'alors qui était la science d'observation par excellence, l'*empirisme*, comme on
l'a dit, n'ait contribué à la connaissance d'un
grand nombre de maladies dont les signes et les
symptômes presque toujours existent ; lesquels
signes ont servi à reconnaître les différents états
morbides. Mais, bien que l'observation fût rigoureuse jadis, et toute de bonne foi, il n'en résul-
tait pas moins du vague dans l'esprit de celui

qui voulait approfondir la nature du mal. Si un symptôme venait à manquer ou passait inaperçu, le jugement de l'observateur était alors mis à l'épreuve et son intelligence, basée sur rien de positif, ne pouvait entreprendre la recherche du *pourquoi* ?

On songeait peu ou pas du tout, à cette époque, aux différents états d'organisation qui devaient cependant exister chez tel ou tel malade. On ne recherchait pas assez la cause directe de la maladie, ni les circonstances physiques ou morales dans lesquelles se trouvait le malade.

Si le diagnostic avait eu, à cette époque, des données physiques et chimiques, on n'aurait pas couru l'aventure, et la connaissance des maladies se serait dessinée plus clairement dans l'esprit du médecin, parce qu'il aurait eu alors, ce que nous avons de nos jours, des moyens de contrôle et des données pour ainsi dire mathématiques qui nous permettent d'apprécier actuellement la nature, le degré et la marche du mal. Le diagnostic aurait été ce qu'il doit toujours être, exact ; et si dans quelques cas rares, l'exactitude proprement dite n'est point encore mathématique, on aurait pu du moins arriver à des probabilités satisfaisantes et surtout très-utiles au malade ; on aurait pu choisir dès lors un traitement qui lui-même aurait éclairé le diagnostic, par suite

des variations qu'il détermine dans l'état anatomique des parties de l'organisme. Nous aurions
pu savoir depuis longtemps par une forte saignée,
dans une maladie du cœur où cet organe occupe
un large espace dans le thorax, s'il s'agissait plus-
tôt d'une dilatation simple que d'une hypertrophie lorsque, après l'évacuation du sang, le volume du cœur a pu diminuer; savoir encore
qu'après la ponction et l'évacuation du liquide
dans l'ascite, on explore mieux l'état des organes
abdominaux. C'est encore un progrès de reconnaître par la nature du fluide qui s'écoule
d'une tumeur incisée, la nature de la tumeur et
l'élément qui la constitue.

« L'évidence, dit un penseur, est le caractère
des rapports qui supposent l'égalité entre les fa-
cultés et l'objet. Il y a plus d'évidence là où les
objets sont petits ; elle est le signe de l'abaissement des êtres et non le titre de leur grandeur. »
Les mathématiques ont l'évidence absolue ; elles
ne sont que des axiomes développés. En dehors
des mathématiques, dans les sciences qui ont
pour objet l'étude de la nature, il n'y a que des
probabilités plus ou moins approchées de la vérité. Même dans les sciences physiques où la certitude, pour certains esprits peu réfléchis, semble
complète, nous n'avons, à bien prendre, que des
faits encore peu reliés entre eux. En astronomie,

le lien, la synthèse de tous les phénomènes est la gravitation ; la physique, c'est le mouvement ; en chimie, c'est l'affinité. Mais que sait-on de la gravitation, de l'affinité ? Rien. En tant que causes, les forces qui se cachent sous ces mots nous sont inconnues. La science ne peut que constater de son mieux leurs effets.

Que si nous pénétrons dans la biologie, les ténèbres sont encore plus épaisses. Le positivisme y côtoie le transcendantisme, et tous deux, ce qui est digne de remarque, prétendent s'appuyer sur l'expérience et l'observation. Ici les théories absolues sont détestables parce qu'elles sont incomplètes. L'homme n'est ni corps seulement, ni esprit uniquement ; c'est un être composé, se manifestant par des actes volontaires, intellectuels, sensibles et par des fonctions vitales. Le médecin doit donc chercher à agir sur l'être humain tout entier ; de là le traitement local, le traitement général, le traitement moral toujours associés pour combattre la maladie. En biologie, cela est évident, il y a tant de variables dans le plus petit problème, leur mode de variation est si peu connu qu'on ne peut espérer que des solutions approchées. Donc, celui-là serait bien maladroit et bien coupable qui, de parti pris et de théorie préconçue, négligerait les moindres renseignements, si minimes qu'ils puissent paraître tout d'abord. Pour toutes ces raisons, nous ne craignons ni le spiritualisme qu'affecte la science en certaines régions, ni le matérialisme dont elle se pare dans certaines écoles. Pour un esprit réfléchi, ces deux tendances sont légitimes, en ce sens qu'au lieu de s'exclure, elles doivent s'unir pour le profit commun. Nous restons dans le positif, nous voulons dire dans la réalité des faits biologiques. L'observation et l'expérience, mais aidées du raisonnement qui déduit et tire les conséquences, voilà, selon nous, la vraie méthode scientifique. Nous prenons l'organisme vivant comme l'objet de nos études. Qu'il nous soit permis de répéter ici ce que disait avec beaucoup de sens M. le professeur Béhier, dans son bel éloge de Rostan : « Chargés de guérir les maladies du corps, nous avons bien assez à faire d'étudier le corps vivant d'une vie régulière : c'est la physiologie ; et quand cette régularité s'altère, de rechercher comment et d'où vient cette perturbation, afin de tâcher, par cette connaissance, si nous pouvons l'acquérir, de rétablir ce qui était modifié : c'est là la pathologie qui entraîne avec soi la thérapeutique. Or, dans l'homme vivant, envisagé à ce point de vue limité, qui est le seul qui doive nous soucier, pas plus, du reste, que nulle part ailleurs dans la nature, les forces, comme le disait fort bien

M. Rostan, ne peuvent être vues isolées des instruments qui sont les agents et les moyens de leur manifestation. C'est à ces seuls instruments, à la constatation de leur structure et de leurs modifications variées, de leurs différentes manières d'être, qu'il est sage de limiter tout d'abord notre étude.

« Alors, sans nous mêler de l'âme ou même de l'esprit, dont nous n'avons à rechercher l'état que d'une manière tout à fait accidentelle ou relative, nous voyons clairement que les propriétés de ces corps organisés et vivants sont différentes, à plus d'un titre, des propriétés que l'on constate dans la matière non organisée et dans le corps de l'homme lui-même, lorsque la vie l'a quitté. La matière organisée jouit donc de propriétés spéciales ; elle est le siége de la manifestation de forces spéciales ; et, pour chercher à connaître de mieux en mieux ces propriétés, nous savons qu'il nous faut des procédés d'observation (Gavarret).

« Aller au delà, c'est aller au delà des faits ; car aller au delà de ce que l'on sait et constate, c'est sortir de la voie d'exactitude et de rigueur qui seule permet les progrès de la science. » C'est là l'*organicisme*, « il est encore debout. Sa base même s'est élargie, il a grandi et devenu le *biologisme*, drapeau dont, à vrai dire, les couleurs sont les mêmes que celles de l'organicisme, mais dont les nuances sont plus vives et dont les plis moins nombreux cachent moins la devise. L'expérimentation appliquée à la physiologie, à la pathologie, à la chimie, à la thérapeutique, a permis de voir plus loin et plus clair dans les questions médicales. »

Le positivisme médical, ce n'est pas autre chose que la prétention qu'a aujourd'hui le médecin de voir de ses yeux, de pénétrer dans les replis les plus cachés de l'organisme pour y chercher la lésion. Il est curieux de montrer comment la physique intervient dans l'examen de certains organes cachés pour donner au diagnostic une précision presque mathématique. Nous allons voir toutes les parties de la physique lui apporter chacune leur contingent.

ACOUSTIQUE.

L'acoustique nous fournit les deux plus grands moyens de diagnostic que nous possédions : la percussion et l'auscultation. Il faut y ajouter un moyen secondaire, la dynamoscopie.

La percussion. — La percussion est un des moyens les plus généraux que nous ayons pour reconnaître les différents corps entre eux. Elle s'aide de deux de nos sens les plus sensibles, le toucher et l'ouïe, qui tous deux concourent à lui donner leurs indications. Je frappe un corps avec le doigt : en même temps que mon oreille entend ses vibrations, ma main ressent des impressions correspondantes. Il est évident par l'expérience de tous les jours que ces vibrations et ces impressions sont différentes pour les différents corps ; le métal ne vibre pas comme le bois, un corps mou ne laisse pas au doigt l'impression d'un corps dur.

La percussion est donc un moyen de connaître par deux sortes de sensations : *les sensations tactiles, les sensations acoustiques*, qui se complètent les unes les autres. C'est pour avoir négligé les premières que certains médecins ont été conduits à diminuer la valeur de la percussion comme procédé de diagnostic ; c'est encore la même raison qui explique que entendre percuter et percuter soi-même ne sont pas deux opérations identiques.

La percussion directe des corps sans aucun intermédiaire n'est applicable ni aux liquides ni aux gaz. Elle se limite aux corps solides, et encore faut-il que le corps solide soit homogène, ce qui n'est pas le cas d'un organe vivant composé de parties solides, liquides et gazeuses. Voilà pourquoi la percussion directe ou immédiate est en médecine un moyen de peu de valeur et aujourd'hui délaissé. Qui pourrait comparer la percussion d'Avenbrugger avec la percussion sur le doigt ou sur la plaque d'ivoire?

La seule interposition de cette plaque fait de la percussion un procédé général d'investigation applicable à tous les corps, liquides ou gazeux, aussi bien que solides. L'eau que l'on frappait vainement à sa surface va rendre un son, percuté à travers le fond de la barrique qui la renferme; et c'est si bien l'eau qui vibre que si on la remplace par du vin, on aura un son différent. L'air percuté à travers l'épaisseur d'une caisse qui le contient rend un son différent de celui que rendrait tel autre gaz qui serait mis à sa place. On voit par ces quelques exemples que la percussion médiate n'a guère de commun que le nom avec la percussion directe.

La percussion médiate rappelle le nom d'un ancien et très-illustre professeur de l'École de Paris, qui fut notre maître, et que nous n'oublions pas dans sa retraite. C'est à M. le professeur Piorry que l'on doit cette grande systématisation connue sous le nom de plessimétrisme. C'est lui qui a montré par des expériences nombreuses que les corps solides, liquides, gazeux percutés par l'intermédiaire de la plaque d'ivoire, donnent des sensations tactiles et acoustiques particulières à chacun d'eux et variables selon la densité, la composition et la structure. Entre deux liquides en apparence très-semblables, de l'eau pure et de l'eau gazeuse, il y a même une telle différence de sonorité qu'il est impossible de les confondre.

Etudier la percussion des différents corps séparément ne suffisait pas ; il fallait expérimenter leurs divers mélanges afin de connaître les modifications qu'ils apportent dans les sensations acoustiques et tactiles. C'est ainsi qu'il a été démontré que le mélange d'un solide et d'un liquide (un corps poreux par exemple) donne lieu à une matité, à un défaut d'élasticité très-appréciable par le tact et par l'oreille ; on dirait que le liquide interposé amortit, éteint les vibrations. On s'est assuré également que la présence de gaz dans la trame d'un solide augmente son élasticité et sa sonorité. L'interposition de bulles gazeuses entre les molécules d'un liquide (dissolution de gaz dans les liquides) diminue leur élasticité et leur sonorité ; c'est là un fait d'expérience dont l'explication reste à trouver. Peut-être pourrait-on dire que c'est plutôt le liquide qui empêche ici le gaz de vibrer.

Après avoir étudié la percussion des différents corps et de leurs mélanges, M. le professeur Piorry a entrepris une autre série d'expériences. Au lieu de mélanger les corps entre eux, il les a simplement superposés. Ceci est de la plus haute importance pour le diagnostic. « Si l'on vient, dit M. Piorry, à placer les unes au-dessus des autres des substances de densité et de disposition moléculaire différentes, substances qui donnent par le placoplessisme des sensations tactiles et acoustiques diverses, on peut, en modifiant la manière de percuter, obtenir à volonté des impressions en rapport avec la présence de chacun de ces corps.. Appliquez en effet une lame d'ivoire solide et sonore au-dessus d'un morceau de drap plié en quatre ou huit doubles ; disposez inférieurement à celui-ci une lame de caoutchouc superposée à un morceau de bois ; que cet appareil vienne à recouvrir un cylindre membraneux modérément distendu par de l'air, et percutez alors de diverses façons la lame d'ivoire supérieure, voici ce que vous observerez : 1° Si vous frappez presque horizontalement et en effleurant le placoplesse superposé, vous obtiendrez la sonorité sèche et la densité propres à l'ivoire ; 2° percutez-le un peu plus fortement dans la direction d'une ligne formant avec sa surface un angle de quatre ou cinq degrés de manière à ce que la ligne, suivant laquelle la direction de ce choc aura lieu, s'étende jusqu'au drap mouillé, vous éprouverez des sensations plessiques qui seront en rapport avec la disposition physique de ce tissu humecté ; 3° élargissez de quelques degrés l'angle de la percussion et augmentez d'un peu la force de l'impulsion, vous saisirez parfaitement le bruit sourd propre à la gomme élastique ; 4° donnez encore plus d'ouverture à l'angle que dessine la ligne dans la direction de laquelle vous percutez et augmentez la force du choc, et vous percevrez la sonorité et la dureté sèche que donne le bois ; 5° venez enfin à frapper fortement et perpendiculairement, vous ferez vibrer l'enveloppe membraneuse et l'air qui y sera contenu, et vous obtiendrez des sensations en rapport avec la présence de ces corps ; 6° vous pourrez même, par une percussion plus énergique encore et en laissant un moment le doigt appliqué après le choc, reconnaître que des corps solides ou que des gaz sont situés derrière l'enveloppe membraneuse remplie de fluide élastique. » On voit par là comment on peut atteindre par la percussion un corps placé à des profondeurs diverses : de là deux sortes de percussions : la percussion profonde et la percussion superficielle.

Toutes ces expériences de pure physique, qui se rapportent en définitive à l'élasticité des corps et qui s'expliquent par les lois mêmes de l'élasticité, ont leur application immédiate à l'étude de l'homme. Le corps humain est un composé de solides, de liquides et de gaz, et par conséquent peut être étudié par la percussion. Il y a des corps durs : des os (1); des corps mous : le cœur, la rate; des corps intermédiaires : les reins, le foie; des liquides : le sang; des gaz dans l'intestin, — et tous ces corps sont ici juxtaposés, là superposés. Ce que nous avons dit précédemment montre qu'ils peuvent être atteints par la percussion médiate et par là même *délimités*, les sensations tactiles et acoustiques étant différentes pour chacun d'eux.

Ces sensations sont de plusieurs sortes : 1° sensations simples, telles que les sensations de · dureté (sclérosiques), de mollesse (malaxiques), d'eau (hydriques), de gaz (gaziques), de tambour, (tympaniques), de vibration (palliques); 2° sensations complexes, telles que les sensations sclérogaziques, ou malaxo-tympaniques, etc. Ces expressions se comprennent sans qu'il soit besoin d'insister; elles expriment un état bien défini des corps que l'on percute et par conséquent font connaître leur nature physique.

Nous sommes loin de la percussion d'Avenbrugger. Les travaux de M. le professeur Piorry ont transformé ce petit moyen de diagnostic, dont autrefois les applications étaient très-restreintes, en

____

(1) Voir *Du ramollissement des os et des moyens d'y remédier*, par le docteur Léonce Souligoux.

une science ayant ses faits, ses lois, jusqu'à sa nomenclature, et aussi en un art délicat qui a ses procédés d'opération. Le point de départ de tant de remarquables travaux est cette plaque d'ivoire dont nous avons déjà parlé, ce *plessimètre* que peuvent apprécier à sa haute valeur ceux-là seuls qui savent s'en servir.

Avant d'adopter l'instrument qui est aujourd'hui entré dans la pratique, M. Piorry a fait bien des essais. Il est ainsi arrivé par de longs tâtonnements à cette formule très-simple : « Toute lame mince, dense, solide, élastique, sonore, non fragile, peut être utilement employée comme plaque de percussion. » Cette formule est la conséquence de lois physiques connues, et résume les moyens dont on se sert pour renforcer un son. Elle exclut, par conséquent, certaines substances que l'on emploie, telles que le caoutchouc, les métaux (à cause de petites vibrations particulières), etc. Elle s'oppose surtout à l'emploi du doigt comme objet médiateur, lequel n'est ni mince, ni homogène, ni élastique. M. Piorry, qui, on ne le contestera pas, est un maître dans l'art de percuter, après avoir le premier essayé la percussion digitale, l'a abandonnée. Il faut dire encore que tout ce qui peut être un obstacle aux sensations tactiles, dont on ne tient pas d'ordinaire assez de compte, doit être écarté : ainsi,

le marteau dont quelques élèves d'un ancien professeur se servent encore aujourd'hui.

. Ainsi un plessimètre d'ivoire, muni d'oreillettes
pour le saisir et l'appliquer sûrement sur la partie
du corps à percuter, et portant des indications
métriques propres à faire exactement juger de
l'étendue des organes et des lésions que l'on
explore, tel est le plessimètre qui réalise le mieux
les indications que donne la théorie pour la production du son.

La mensuration des organes est le but défi-
nitif de la percussion médiate; c'est pourquoi
le plessimètre porte des indications métriques
à sa surface. Si, guidé par l'anatomie normale,
vous percutez le corps humain et que vous tra-
ciez à l'aide d'un crayon des lignes partout où
la sonorité change brusquement, il est évident
que quand tout le corps a été exploré, l'ensemble
de ces lignes vous donne le dessin des différents
organes, foie, cœur, rate, etc., situés plus ou
moins profondément. C'est là ce que M. le professeur Piorry appelle l'organographisme. Tel organe est-il hypertrophié, est-il atrophié? Est-il
survenu en tel point du corps une production
morbide? etc., il sera facile de répondre à ces
différentes questions par la comparaison des me-
sures obtenues sur le malade avec les mesu-
res qu'a fait connaître le plessimétrisme sur

l'homme sain. De là, des renseignements précieux qui éclaireront le diagnostic.

Il est utile de faire remarquer que l'organographisme est une méthode générale qui ne s'applique pas seulement à la percussion, mais aussi à la palpation, à l'auscultation, etc. Un point, une ligne tracés au crayon sur la partie du corps où doit se concentrer l'observation du médecin peut être pour lui un repère de la plus grande utilité, destiné à l'aider dans l'étude et la marche de la maladie.

Il importe donc au praticien qui veut obtenir des dessins exacts de s'appliquer à bien délimiter les organes. Là est le but principal de la percussion médiate et là est aussi la difficulté. Pour faciliter cette délicate opération, on a essayé quelques modifications au plessimètre ordinaire. On nous permettra de décrire ici un petit appareil qu'au mois d'avril 1865, M. le professeur Piorry a présenté en notre nom à l'Académie de médecine.

Quand on percute, plus la surface du plessimètre où existe le contact de l'instrument avec la peau est petite et plus le lieu où les changements de sonorité se produisent est facilement appréciable.

Il est résulté, pour nous, des leçons du professeur de l'Hôtel-Dieu, que le plessimètre doit répondre à deux indications principales : 1° donner des sensations d'ensemble, les différences d'élasticité et de sonorité ; 2° servir à délimiter les organes.

Avec le plessimètre de M. le professeur Piorry, on obtient très-facilement le premier résultat ; mais pour arriver au second, c'est-à-dire pour marquer la limite exacte qui sépare les points où se produisent deux sons, la difficulté est plus grande. M. le professeur Piorry insiste, dans cette circonstance, sur l'importance de la percussion pratiquée sur le bord du plessimètre.

Cette méthode qui, entre les mains du professeur de l'Hôtel-Dieu, donne des résultats si remarquables, a paru, à des personnes qui commencent l'étude du plessimétrisme, d'une pratique difficile.

Les plessimètres présentés par MM. Peter et Germe remplissent, il est vrai, la seconde indication précédemment posée ; mais, ainsi que tous ceux qui en ont fait usage peuvent le constater, ils ont le très-grand désavantage de ne pouvoir fournir les sensations d'ensemble, et demandent, par conséquent, des manœuvres longues, fatigantes et toujours douloureuses pour les malades.

Après avoir cherché longtemps le moyen de réunir dans un instrument unique les deux indications fondamentales du plessimétrisme, je crois avoir atteint ce double but en apportant la modification suivante, d'ailleurs très-légère, au plessimètre de M. Piorry.

La table inférieure de l'instrument ne subit aucun changement ; la table supérieure, au contraire, est inclinée, de manière que la surface de percussion, tout en conservant au bord rectiligne l'épaisseur qu'elle a dans le plessimètre de M. Piorry, *présente, à son bord circulaire, une épaisseur de 5 millimètres.*

L'instrument étant donné, voici la manière dont je procède : après avoir trouvé, au moyen des lignes plessimétriques, les sensations d'ensemble, et après être arrivé *à peu près* aux points où se produisent les changements de son, je fais exécuter à l'instrument un mouvement de rotation, en vertu duquel le bord rectiligne restant appliqué sur la paroi du corps, le bord opposé, c'est-à-dire le bord circulaire modifié, ainsi que je l'ai expliqué plus haut, se redresse et vient servir de surface de percussion ; dans cette nouvelle position, je fais avancer graduellement l'instrument jusqu'à ce que le changement de son se produise, et comme la surface de contact est à peine de 2 millimètres, j'arrive avec une précision remarquable sur la limite cherchée.

Le plessimètre que je propose présente des

avantages incontestables : 1° on peut s'en servir
comme d'un plessimètre ordinaire *lorsqu'il s'agit
d'obtenir des sensations d'ensemble ;* 2° sans en avoir
les inconvénients, il présente les mêmes avantages que les plessimètres de MM. Peter et Germe,
puisque la surface du contact est à peine de
2 millimètres ; 3° au lieu d'un point de délimitation, on peut avoir une ligne de 4 centimètres
de longueur.

Une objection s'est présentée; la voici : « Si
vous percutez, m'a-t-on dit, à plat et près du
bord rectiligne que vous amincirez, vous n'obtiendrez pas le même son qu'en percutant sur le
bord circulaire qui présente beaucoup plus d'é-
paisseur. A ceci je réponds que c'est précisément
pour éviter la percussion sur le bord du plessimètre si utile pour délimiter les organes, percussion qui présente des difficultés pour ceux qui
commencent l'étude du plessimétrisme, que j'ai
fait subir au plessimètre la modification dont je
viens de parler. De plus, le plan incliné présente
un grand avantage pour la percussion qui se
pratique superficiellement et en dédolant.

Si en relevant mon plessimètre et l'appuyant
par son bord étroit sur la limite organique, *on
porte successivement son bord circulaire et épais en
dehors et en dedans de cette limite,* en percutant
alors sur le rebordépais dans ces deux directions

opposées, on trouve des nuances de sons différents et en rapport avec les conditions de structure des organes qui se trouvent de chaque côté
du bord appliqué sur la peau ; ces nuances servent d'une manière admirable à bien fixer les
limites recherchées.

J'ai cru devoir soumettre au jugement de l'A-
cadémie la modification que j'apporte au plessimètre, dans la pensée que cette idée, toute simple
qu'elle est, peut offrir des avantages dans l'étude
du plessimétrisme.

Il n'entre pas dans notre plan de faire un ma-
nuel complet de plessimétrisme. Il a été fait et
bien fait. Mais s'il est inutile ici de dire comment
il faut tenir, appliquer le plessimètre, de parler
de toutes les précautions à prendre relativement
aux doigts qui percutent, etc., pour obtenir de
bons résultats, il ne sera pas superflu de dire, en
quelques mots, comment on doit opérer au lit du
malade pour se placer dans les conditions les
plus favorables.

Le médecin est assis et le malade couché sur
le bord du lit, sur le dos ou sur le flanc, selon
l'organe que l'on percute. Il est important de
tenir compte des objets sur lesquels repose le
corps, car si l'on a à percuter profondément,
la percussion les fait évidemment résonner.

On s'exposerait aussi à de graves erreurs, si

on percutait les organes superficiels comme les organes profonds : les uns (comme la peau) doivent se percuter en frôlant, pour ainsi dire, la plaque d'ivoire parallèlement à sa surface; les autres ne peuvent s'atteindre qu'en frappant fortement le plessimètre perpendiculairement et toujours avec la pulpe du doigt.

En suivant les procédés opératoires indiqués par M. Piorry, un opérateur patient et attentif peut arriver, après un exercice suffisant, à limiter non-seulement les gros organes, tels que le foie, la rate, la colonne vertébrale, le cœur, les intestins, mais aussi les diverses enveloppes séreuses, les grosses artères, l'utérus, les ovaires, le pancréas, etc. La délimitation de chaque appareil nécessite des procédés appropriés et spéciaux que le professeur Piorry a indiqués. Nous ne pouvons les mentionner ici; mais d'innombrables observations connues des praticiens montrent bien la grande utilité de la percussion, comme moyen général de diagnostic, et font voir que si dans la pratique de la plupart des médecins le plessimétrisme est encore limité à quelques organes, ce n'est nullement la faute de la méthode.

L'*auscultation,* ce grand moyen physique de diagnostic, est basée sur les vibrations sonores qui se produisent par le passage de l'air ou des liquides dans les conduits respiratoires ou dans les vaisseaux de l'organisme.

L'auscultation, comme la percussion, peut être *immédiate* ou *médiate*, c'est-à-dire pratiquée directement par l'oreille ou par l'intermédiaire d'un stéthoscope.

Les uns préfèrent l'auscultation immédiate, prétendant que l'oreille perçoit les bruits dans une étendue plus grande, parce que les parties que touche l'oreille deviennent autant de corps bons conducteurs ; les autres que la médiation d'un corps éminemment conducteur renforce les vibrations sonores et donne plus de sûreté au diagnostic. Ces deux méthodes ont chacune leurs avantages et nous croyons qu'elles doivent être employées à tour de rôle, suivant les cas particuliers qui se présentent.

Le stéthoscope est le plessimètre de l'auscultation. C'est l'instrument médiateur que l'on place entre l'oreille et le corps que l'on veut ausculter. Le cylindre primitif de Laënnec a été abandonné et remplacé par le stéthoscope de M. Piorry, qui se compose d'un cylindre creux, en bois d'ébène, long de 15 centimètres, élargi à sa base et terminé en haut par une plaque d'ivoire circulaire sur laquelle on applique l'oreille ; ordinairement la plaque est du même bois que le tube et constitue un instrument homogène qui a plus de chance d'être bon conducteur. M. Piorry a eu l'idée de réunir en un seul instrument le stéthoscope et le plessimètre ; cette innovation ayant présenté peu d'avantages pratiques a été abandonnée même par son inventeur.

Nous n'avons pas l'intention de faire un cours d'auscultation après l'excellent livre classique de MM. Barth et Roger, qui nous a guidé dans ces explications ; mais ce que nous croyons utile c'est d'exposer, aussi brièvement que possible, l'immense influence qu'a eue la physique dans les découvertes stéthoscopiques. Pour cela faire, nous essayerons de donner l'explication physique *qui nous a paru la plus vraie*, des principaux bruits normaux et anormaux que l'on entend par l'auscultation. Nous étudierons successivement les causes physiques des bruits stéthoscopiques des organes de la respiration, de la circulation, et de l'utérus à l'état de grossesse, laissant de côté, comme de peu d'importance, les signes physiques donnés par l'auscultation dans les autres parties de l'organisme.

Respiration normale. — La respiration normale se compose de deux temps, l'inspiration et l'expiration dont voici les causes physiques : Le premier temps, plus fort et plus long, est produit par .a colonne d'air, qui rentrant dans le poumon et traversant les bronches, leurs ramifications et les cellules pulmonaires, fait vibrer les cartilages et les membranes de l'arbre aérien, tout en venant se briser sur les éperons que forment les innombrables divisions des bronches ; le deuxième temps, plus court et plus doux, est produit par le frottement de l'air qui sort du poumon, sans rencontrer les mêmes obstacles sur son passage.

Respiration rude. — Toutes les conditions physiques qui peuvent accroître le frottement et les vibrations sonores rendent la respiration rude. Elle se produit quand la membrane muqueuse est rendue moins lisse par un état de sécheresse ou par des dépôts de mucosités à sa surface libre, ou bien quand le poumon a perdu sa souplesse et sa légèreté, soit par l'induration ou la compression de son parenchyme, soit enfin par des productions morbides disséminées dans son tissu.

Respiration bronchique ou souffle bronchique. — La condition physique principale de production du souffle bronchique est l'augmentation de densité du poumon par compression et affaissement de ses parties les plus souples et surtout par induration de son tissu avec conservation du calibre des bronches. Par suite de l'effacement et de l'oblitération des cellules qui en résultent, le murmure vésiculaire se trouve aboli, le bruit des bronches est seul perçu. Sans doute aussi ce dernier bruit est renforcé par des parois plus fermes qui vibrent davantage, et il est mieux transmis à l'oreille par un tissu plus dense devenu meilleur conducteur du son. Une autre condition qui concourt souvent avec les précédentes à la production ou au renforcement du souffle, c'est la force et la vitesse plus grande de la respiration en rapport avec les différentes lésions du poumon.

Respiration caverneuse. — La respiration caverneuse a lieu quand il existe dans le poumon une cavité d'une certaine dimension communiquant avec les bronches ; elle est due au retentissement dans cette cavité du bruit que produit la colonne d'air inspiré et expiré à l'orifice de communication. — Le souffle est d'autant plus fort que le passage de l'air est plus rapide, que les cavités sont plus vastes, plus voisines des parois thoraciques, entourées d'un tissu plus dense et que leur communication avec les bronches est plus facile.

Respiration amphorique. — Si l'on pratique des inspirations et des expirations avec une certaine force à l'orifice d'une grande cruche vide, le bruit de la respiration retentit alors dans l'intérieur de ce vase avec un caractère métallique prononcé. De même, la respiration amphorique se lie à l'existence d'une cavité anomale formée par la plèvre ou creusée dans le poumon, cavité de grande dimension, qui contient une abondante quantité de fluide aériforme et communique avec les bronches. Le phénomène paraît dû aux vibrations que la colonne d'air inspiré et expiré imprime au fluide élastique contenu dans l'excavation morbide et au retentissement dans cette cavité du bruit qui se produit dans les bronches, surtout à l'ouverture fistuleuse. Le professeur Skoda pense que la communication de la cavité anomale avec les bronches n'est pas indispensable, et qu'il suffirait de l'interposition d'une lame de poumon peu épaisse, à travers laquelle les vibrations de l'air dans les tuyaux bronchiques pourraient se propager à l'air contenu dans la cavité anomale. Nous sommes complétement de son avis.

Râle sonore. — Ce râle est dû aux sécrétions de la muqueuse bronchique. Ces mucosités d'abord peu abondantes et visqueuses forment, dans les tuyaux bronchiques, des plis ou des cordes ; elles font vibrer l'air au moment de l'inspiration et de l'expiration qui donnent lieu aux nuances multiples du râle sonore. Ces différences de timbre et de son paraissent d'ailleurs dépendre des différences de diamètre des canaux où le phénomène se produit.

Râle crépitant. — On admet généralement que

le râle crépitant est produit par le passage de l'air à travers les liquides contenus dans les vésicules pulmonaires. Il semble que des matières liquides soient pénétrées par l'air inspiré et qu'il se forme alors des bulles qui éclatent avec bruit. La petitesse, le nombre et l'égalité de ces bulles paraissent démonter qu'elles se produisent dans ces cavités, petites, nombreuses, égales en volumes, telles que sont les vésicules pulmonaires. Chez les vieillards, les bulles sont plus grosses par suite de l'agrandissement des vésicules par l'absorption du tissu intervésiculaire. Chez les enfants, au contraire, les bulles sont d'une extrême finesse.

Râle sous-crépitant. — Ce râle se produit lorsqu'il existe, dans les bronches, des liquides, tels que des mucosités, du sang, du pus, et que l'air, pendant l'inspiration et l'expiration, les traverse en formant des bulles. On produit le même phénomène lorsqu'on insuffle des poumons, après y avoir injecté des liquides en quantité suffisante, et, en appliquant le stéthoscope on entend des rhonchus humides, dont la grosseur varie selon le diamètre des ramifications bronchiques.

Râle caverneux. — Les conditions physiques de production du râle caverneux sont l'existence de plusieurs cavités accidentelles de moyenne grandeur, contenant à la fois du liquide et du gaz et communiquant avec les bronches. Le phénomène a lieu quand l'air inspiré et expiré traverse les liquides en formant des bulles qui éclatent avec bruit. Les différences de sonorité sont en rapport avec les dimensions des cavités.

Retentissement normal de la voix. — La résonnance de la voix n'est pas comme le murmure vésiculaire ; formée dans le poumon, elle n'est que le retentissement des sons produits à la partie supérieure du tube aérifère, et les vibrations suivent les ramifications bronchiques pour arriver jusqu'à l'oreille. C'est un phénomène de transmission, et ce qui le prouve c'est la diminution de l'intensité du bruit à mesure que l'on s'éloigne du foyer de production.

Voix bronchique ou bronchophonie. — Celle-ci est due, d'une part, à un diamètre plus large des bronches où elle se forme, et, d'autre part, à une densité plus grande du tissu pulmonaire environnant. On conçoit très-bien que le phénomène se produira si la voix retentit dans les conduits plus larges et si les vibrations sont renforcées par le passage de l'air dans des tuyaux à parois fermes, élastiques, se propageant à travers un tissu devenu meilleur conducteur du son.

Voix chevrotante ou égophonie. — Laënnec attribuait l'égophonie à la vibration de la ré-

sonnance de la voix dans les rameaux bronchiques aplatis et à sa transmission à travers
une couche mince et tremblotante de liquide;
le fait de la compression du poumon par un
épanchement pleural n'est point douteux, et l'on
conçoit que les bronches pulmonaires dépourvues
de cartilage soient aplaties par suite de cette
compression, et se trouvent converties en quelque sorte en une multitude d'anches dans lesquelles la voix frémit en résonnant.

Bruits normaux du cœur.—Nous ne rappellerons
pas ici les nombreuses théories qui ont été émises
pour l'explication physique des bruits du cœur.
Voici les conclusions auxquelles ont conduit le
raisonnement et l'expérimentation, et que le *cardiographe* de MM. Chauveau et Marey a mises
hors de doute :

Le *premier bruit* est produit à la fois par la
contraction musculaire des ventricules sous l'action du choc imprimé à la face inférieure des
valvures sigmoïdes et à la base des colonnes
sanguine pulmonaire et aortique, par le claquement des valvules auriculo-ventriculaires et par
l'impulsion de la pointe du cœur contre le thorax.
Le *second bruit* est dû surtout au claquement
des valvules sigmoïdes et au choc en retour, sur
leur face concave, des colonnes sanguines lan-
cées dans l'aorte et l'artère pulmonaire.

Bruit de souffle.— Le bruit de souffle est généralement attribué à un excès dans le frottement du sang contre les parois des cavités que ce fluide parcourt ; mais cet excès de frottement peut dépendre de circonstances nombreuses et diverses. En examinant le phénomène de la circulation, le jeu du cœur nous présente trois éléments que nous devons prendre en considération, savoir : l'*instrument* lui-même, le *fluide* qui le parcourt et la *force* qui met en action la machine. Que si l'un ou l'autre de ces éléments vient à se troubler, il en résultera un désordre qui pourra se traduire par un bruit de *souffle*. Ce bruit exigera donc pour se produire soit la réunion de plusieurs conditions pathologiques (lésion matérielle de l'organe, altération physique du liquide, trouble dans le jeu de la machine) ; soit une de ces trois conditions portée à un haut degré.

Parmi les lésions matérielles nous trouvons :

Les *rétrécissements*, dans lesquels le bruit de souffle est produit par le frottement du liquide sanguin contre les bords de l'orifice rétréci ;

Les *insuffisances*, dans lesquelles le mode de production du bruit anomal est le même, puisqu'une insuffisance n'est autre chose, à vrai dire, qu'un rétrécissement placé en sens inverse par rapport au courant du liquide ;

Les *concrétions fibrineuses* au pourtour des orilices du cœur, qui brisent la colonne sanguine à son passage ou font obstacle au libre cours du sang à travers ces orifices;

La *compression* du cœur ou plutôt des gros vaisseaux par un épanchement copieux dans le péricarde, qui amène un excès de frottement contre les parois de ces vaisseaux, et qui par conséquent produit le bruit de souffle.

Parmi les altérations du sang qui peuvent produire le bruit anomal dont nous parlons, nous citerons l'hydrémie et l'hypémie. Ce bruit serait dû, suivant M. Marey, à l'abaissement de la tension artérielle et à la vitesse plus grande avec laquelle s'accomplit la systole du ventricule.

Enfin un excès d'énergie du cœur pourra faire entendre un bruit de souffle en accélérant la circulation.

Les bruits de *râpe*, de *lime*, de *scie,* etc., ne sont que des bruits de souffle plus ou moins modifiés dont nous n'entreprendrons pas ici de donner les causes physiques.

Bruits vasculaires. — Les différents bruits des artères s'expliquent aisément par un accroissement de vibrations, tant des parois artérielles que de la colonne sanguine, vibrations qui se révèlent dans un grand nombre de cas par un frémissement sensible au toucher. Des conditions qui les produisent, les unes sont inhérentes aux vaisseaux : c'est tout ce qui tend à augmenter le frottement brusque, avec impulsion latérale, correspondant à chaque mouvement de propulsion de la colonne liquide, tout ce qui tend à la rompre et à déterminer une collision de ses molécules. — Les autres dépendent de la force de projection du sang et de la rapidité de son cours dans les artères, force et rapidité qui accroissent les frottements et multiplient les vibrations jusqu'à produire des sons plus ou moins aigus.

Les conditions inhérentes aux vaisseaux qui produisent un excès de vibration sont : les aspérités de leur surface interne qui augmentent le frottement, déchirent la colonne sanguine et accroissent les collisions de ses molécules ; les dilatations partielles du vaisseau, au niveau desquelles la colonne sanguine, subissant une moindre pression, se brise et tourbillonne ; les rétrécissements brusques à l'entrée desquels le sang éprouve une résistance qui cause un *remous* et au sortir desquels ce liquide, trouvant une partie relativement élargie, se précipite avec bruit ; la compression du vaisseau par une tumeur qui détermine des effets analogues ; le passage du sang d'une cavité vasculaire dans une autre à travers un orifice de communication, sur les bords duquel la colonne liquide se brise et frémit. Nous ne donnerons pas les causes physiques des bruits de souffle dus à l'altération du sang, car la plupart des explications proposées, jusqu'à ce jour, ne sont que des hypothèses plus ou moins ingénieuses.

Souffle utérin. — Après avoir examiné très-attentivement toutes les théories qui ont été émises sur l'explication physique du souffle utérin, nous nous arrêterons à celle de M. le professeur Depaul, qui veut que ce bruit se produise dans les parois utérines et qu'il soit dû au passage du sang des artères de l'utérus modérément dilatées dans les sinus proportionnellement beaucoup plus distendus ; ou bien à une compression accidentelle opérée de dedans en dehors sur les vaisseaux utérins par les différentes saillies de l'œuf.

Bruits de cœur fœtal. — Ce bruit est évidemment occasionné par les bruits du cœur du fœtus ; pour les percevoir, il faut qu'il y ait contact du fœtus avec la paroi utérine, et de l'utérus avec la paroi abdominale qui les transmet à l'oreille.

Le fœtus étant recourbé sur lui-même et infléchi en avant, la partie antérieure de son corps s'applique mal aux parois de la matrice, et le cœur est nécessairement éloigné de l'oreille de l'observateur. La partie postérieure du tronc est au contraire dans un contact plus immédiat et les battements cardiaques sont ainsi plus facilement propagés ; la densité du poumon qui n'a pas respiré, son épaisseur moindre et l'absence du murmure vésiculaire en favorisent la transmission. On conçoit aussi qu'une très-grande quantité des eaux de l'amnios soit une condition mauvaise de la transmission des doubles battements.

La dynamoscopie. — C'est une méthode de diagnostic pour l'acoustique dont M. le docteur Collongues est le vulgarisateur, sinon l'inventeur. En appliquant l'oreille dans le creux de la main, on entend un bruissement particulier assez semblable à celui qui se perçoit quand on approche un coquillage du conduit auditif. Introduisez l'extrémité du doigt dans ce conduit, vous constatez le même phénomène avec son maximum d'intensité. A l'état de santé, il n'est pas le même qu'à l'état de maladie. M. Collongues croit que le phénomène prend sa source dans le système nerveux, car il a remarqué que, partout où il y a paralysie, le bruit n'existe pas. D'autres pensent que ce bourdonnement a pour cause les contractions musculaires. L'incertitude de son origine ne dispense pas de l'étudier dans ses nombreuses variations. A cet effet, M. Collongues a fait construire un petit appareil, le dynamoscope, qui n'est autre chose qu'un cylindre d'acier terminé par une tige de même métal. On place le doigt dans le cylindre et on introduit la tige conductrice dans l'oreille. Par ce moyen, les bruits les plus faibles sont nettement perçus. Pour apprécier le son produit par le bourdonnement, M. Collongues a imaginé un petit diapason dont les branches peuvent se raccourcir ou s'allonger au moyen d'un curseur mobile qui les serre. Sur l'une des branches sont tracés des points de repère correspondant aux notes de la gamme. Les sons divers que l'on perçoit dans l'observation dynamoscopique de l'homme sont compris entre les notes *ut*-2 et *ré*-1. Voici la manière d'opérer : on place le doigt dans le cylindre d'acier, la tige dans le conduit auditif ; puis le diapason mis en vibration, on fait mouvoir le curseur jusqu'à ce que le son produit soit à l'unisson avec le bourdonnement. On peut avoir ainsi le nombre des vibrations correspondant à ce bourdonnement.

L'homme, la femme, le vieillard, l'enfant, donnent, à l'état normal, le même nombre de vibrations. Le sexe ni l'âge n'ont d'influence sur le ton, mais seulement sur l'amplitude ; le son est plus faible chez la femme et l'enfant que chez l'homme. Dans l'état de santé, il y a équilibre des deux côtés du corps, mais le nombre normal d'oscillations peut varier entre de larges limites. Le temps, la saison ont leur influence sur le bruissement. On a été jusqu'à évaluer le son correspondant aux diverses maladies : dans la pleurésie, on trouverait 72 vibrations du côté malade et 53 vibrations du côté bien portant ; dans la phthisie, 60 vibrations d'un côté, 53 de l'autre, etc.

Peut-être, M. le docteur Collongues s'exagère-t-il la fécondité de cette méthode nouvelle d'auscultation. Nous croyons cependant que la dynamoscopie peut aider dans des cas douteux à la constatation des décès. Le diagnostic de la mort réelle est quelquefois si difficile qu'on ne saurait s'entourer de trop de précautions.

MOUVEMENT.

La partie de la physique relative à l'étude du mouvement, et dans cette partie, un appareil bien simple, le levier, a donné lieu, dans ces dernières années, à d'intéressantes applications ; nous voulons parler de la méthode d'enregistrement des phénomènes naturels par des courbes continues.

Les appareils enregistreurs en biologie. — Il y a déjà quelques années, M. le général Morin, voulant étudier la pesanteur, eut l'idée de faire tracer sur un cylindre en mouvement, par le corps lui-même muni d'un crayon. la marche de sa chute. De là une courbe dont l'étude permit de vérifier les lois de Galilée. Cette méthode a été appliquée par le même savant pour étudier les lois du frottement ; par M. Lissajous pour mettre en vue les vibrations des corps sonores, et tout récemment par le P. Secchi pour enregistrer les phénomènes météorologiques. L'appareil de cet illustre physicien a eu le grand prix à l'Exposition universelle.

La méthode d'enregistrement s'applique à tous les mouvements ; par conséquent, les mouvements biologiques, tout comme les mouvements purement physiques, peuvent être mis par elle en évidence.

Le premier appareil enregistreur, dont on s'est servi en biologie, est le *manomètre* de Ludwig, destiné à étudier la pression du sang dans les artères. C'est un manomètre à air libre ; la petite branche est construite de façon à pouvoir s'introduire dans l'artère, et dans la grande branche se trouve un flotteur portant une tige à laquelle se trouve attaché un crayon qui se meut en face d'un cylindre en mouvement. Le sang presse sur le mercure du manomètre et le fait monter dans la grande branche ; le flotteur, entraîné dans cette ascension, décrit sur le papier qui recouvre le cylindre une courbe correspondante aux variations de la pression du sang dans l'artère. On s'est servi de cet appareil pour étudier les modifications de la pression du sang sous telle ou telle influence interne ou externe bien déterminée.

Le myographe. — Pour étudier les mouvements

musculaires, Helmholtz a construit un appareil enregistreur, le myographe. Voici le principe sur lequel cet instrument est fondé : imaginez un levier, par exemple le fléau d'une balance. A l'un des bouts de ce fléau, et au-dessus de lui, attachez par une de ses extrémités le muscle que vous venez de disséquer, par l'autre à une pince fixe. De la sorte vous aurez, sur une même perpendiculaire, au-dessus et au-dessous du fléau, le muscle et l'un des plateaux de la balance, où l'on met des poids afin de tendre le muscle. L'équilibre une fois assuré, on comprend que, quand on excite le muscle par un courant électrique, il se raccourcit, entraîne le fléau auquel il est attaché, et si, à l'extrémité de ce fléau, il y a un crayon à portée d'un papier en mouvement, il y inscrira une ligne dont les courbures indiqueront les contractions et les relâchements du muscle en expérience.

Ce sont là les premiers et les principaux essais de la méthode d'enregistrement en biologie.

MM. Chauveau et Marey ont, par leurs travaux, donné à ces procédés enregistreurs un degré de précision qu'ils étaient loin d'avoir avant eux.

Pince myographique. — La pince myographique de M. Marey est destinée à enregistrer les mouvements qui se passent dans les muscles, en utilisant leur gonflement. Elle peut s'appliquer aux muscles de l'homme et servir ainsi dans un but de recherches diagnostiques.

La partie de cet instrument, qui reçoit le mouvement et le transmet, est un tambour communiquant par un tube à air comme dans le cardiographe avec un levier enregistreur. Ce tambour est fixé à l'extrémité de l'une des branches d'une pince, dont l'autre branche mobile glisse à frottement sur une tige métallique de $0^m,30$ de longueur environ, et sur laquelle on peut la fixer en un point quelconque. En face de la paroi élastique du tambour se trouve un ressort en acier fixé par une de ses extrémités à la branche immobile de la pince, et traversé, à son extrémité libre, par une tige qui porte une plaque destinée à s'appuyer sur le muscle. Cette tige, d'une part, déprime le muscle par la pression du ressort, et, d'autre part, transmet le mouvement à la membrane. Cette pression du ressort peut être graduée à volonté par une disposition spéciale. La branche mobile de la pince est munie d'une plaque semblable à celle que je viens de décrire, et, de même que celle-ci, supportée par des pièces en ivoire servant à les isoler du reste de l'appareil.

On conçoit que si l'on vient à adapter, à ces plaques métalliques, les pôles d'une bobine d'induction, l'appareil étant appliqué sur un muscle, les contractions excitées dans celui-ci se transmettront du muscle au tambour de la pince et de celui-ci à l'appareil enregisteur.

Le sphygmographe. — Lorsque l'on touche le pouls d'un malade, et que, pour faire cela, on exerce une pression sur l'artère, le doigt est repoussé par le sang qui réagit. De là des mouvements que vous percevez et qui servent au *diagnostic.* Au lieu du doigt, placez sur l'artère un levier coudé à l'angle droit, qui la presse par une de ses extrémités, l'autre extrémité montrera par ses ascensions les battements de l'artère, les amplifiera si elle est suffisamment longue, et les inscrira si elle est armée d'une plume se mouvant le long d'un papier qui se déroule.

Le cardiographe. — M. Marey ne s'est pas tenu à cette première étude de la circulation. Cet habile expérimentateur, et un autre savant non moins habile que lui, ont cherché à mettre en évidence les mouvements du cœur. Leur premier cardiographe nécessite une vivisection, et par conséquent ne peut être employé comme moyen de diagnostic. Cependant il est important de le décrire ici ; de ce premier appareil, applicable aux animaux, nous passerons facilement à celui qui a été construit pour étudier les battements du cœur de l'homme.

Qu'on imagine un tube de caoutchouc terminé

par deux petites ampoules de même substance. Si
vous pressez une de ces deux ampoules, le mouvement se communique par l'air que contient le
tube intermédiaire, et l'autre ampoule augmente
de volume sous l'effet de cette pression. Tel est le
principe du cardiographe. On comprend, en
effet, que si on insère, par le moyen d'une vivisection, une des ampoules dans une des parties du cœur, par exemple dans l'oreillette,
et si l'autre ampoule est mise en communication avec le levier d'un sphygmographe, les
mouvements de l'oreillette se transmettront par
l'air du tube de caoutchouc jusqu'à ce levier
qui tracera la courbe des mouvements de l'oreillette.

Ce cardiographe, nécessitant une vivisection,
ne peut être utilisé pour le diagnostic. M. Marey
a trouvé un moyen pratique de transmettre à un
levier enregistreur les battements que l'on sent,
lorsqu'on applique la main au niveau du cœur.
Pour cela, il a imaginé une sorte de timballe fermée par une membrane de caoutchouc bien ten-
due qu'on applique au point où l'on perçoit les
battements du cœur. Alors la membrane de
caoutchouc se met à vibrer, et les battements,
par un tube à air communiquant avec l'intérieur
de la timballe, sont transmis au levier qui les
enregistre.

Le *sphygmoscope*. — Cet appareil sert, non plus
à traduire les mouvements de la circulation, mais
la pression du sang des différentes artères, pendant les différents temps de chaque révolution du
cœur. C'est une ampoule de caoutchouc contenue
dans un cylindre de verre, auquel fait suite, par
une de ses bases, un petit tube que l'on introduit
dans l'artère. Ce tube et l'ampoule sont remplis de
sulfate de soude qui empêche la coagulation du
sang artériel. Sous l'effort de la pression du sang,
l'ampoule se gonfle ou se resserre, et les mouvements sont transmis à l'enregistreur à la manière
ordinaire, par un tube de caoutchouc mis en communication avec l'autre bout du cylindre qui enveloppe l'ampoule.

On peut faire varier, selon les cas, la forme du
sphygmoscope, mais le principe est toujours le
même : faire varier le volume d'une ampoule,
recueillir ses mouvements à l'aide d'un tube et du
levier enregistreur.

Le professeur Fick se sert d'un sphygmoscope
fondé sur un autre principe. On connaît le manomètre de M. Bourdon, fondé sur le changement
qu'éprouve dans sa courbure un tube métallique
creux, de forme circulaire, sous l'effort de la vapeur qui y pénètre. L'appareil Fick est presque
en tout semblable ; au lieu de la vapeur, c'est le
sang de l'artère qui arrive dans le tube circulaire,

fixé par une de ses extrémités, tandis que l'autre, étant libre, cède à la pression du liquide sanguin et fait mouvoir un mécanisme qui trace la courbe des pressions sur le papier d'un cylindre en mouvement.

L'hémodromographe. — Ce n'est pas tout que d'avoir des courbes correspondantes aux mouvements de la circulation et à la pression du sang, dans les différentes artères; il est utile aussi de connaître la vitesse du sang dans les vaisseaux, non pas à la sortie, comme quand on fait une saignée, car il s'échappe, dans ce cas, librement par une large ouverture, mais dans l'intérieur même des vaisseaux où il éprouve des résistances de toute sorte.

Pour résoudre ce problème, Vicdortt imagina, après avoir disséqué l'artère que l'on veut expérimenter, de mettre sur son trajet, après l'avoir coupée, une petite caisse de verre renfermant un pendule se mouvant sur un cercle gradué. Un des bouts de l'artère est ajusté à un tube implanté dans l'une des faces de la caisse, l'autre est également adaptée à un tube fixé sur l'autre face opposée, si bien que le sang entre dans la caisse sous l'impulsion du cœur et en sort pour continuer son trajet à travers le corps. La déviation plus ou moins grande du pendule, que l'on peut observer à traver les vitres de la caisse, indique la vitesse du sang; elle est d'autant plus grande que le pendule est plus dévié.

Le pneumographe. — Le mot indique sa fonction : c'est une ceinture au milieu de laquelle se trouve un petit cylindre de caoutchouc, tendu dans son intérieur par un ressort à boudin. Ce cylindre est [lié par la ceinture qui le porte autour de la poitrine ; [les mouvements de la respiration tendent et détendent le cylindre et les raréfactions, les condensations de l'air qu'il renferme déterminent des mouvements qui se transmettent par le tube ordinaire de caoutchouc, jusqu'à l'enregistreur.

PESANTEUR. — HYDROSTATIQUE.

Le principe de transmission de pression dans les liquides ; les lois qui régissent leur équilibre et les autres lois auxquelles sont soumis les liquides, peuvent donner au médecin des signes très-précieux pour le diagnostic.

L'hydrostatique est la science qui a pour objet l'étude des conditions d'équilibre des liquides et celle des pressions qu'ils transmettent , soit dans leur masse, soit sur les [parois des vases qui les contiennent

Une pression exercée sur la surface plane d'un fluide quelconque se transmet en tous sens avec la même intensité sur toute surface égale à celle qui reçoit la pression. Sur ce principe est basé le phénomène de la *fluctuation*.

C'est un des grands moyens physiques de diagnostic que nous possédions. Il consiste en mouvement d'oscillation d'un liquide amassé dans une cavité splanchnique ou dans un foyer quelconque, mouvement que l'on rend sensible par un changement de position ou par une pression, un choc méthodique. Prenons l'ascite pour exemple, dans laquelle la fluctuation est un caractère important : si l'accumulation de liquide dans le péritoine est considérable, on se placera à la droite du malade, et l'on appliquera la main gauche à plat et dans toute son étendue, sur le côté gauche de l'abdomen, tandis qu'avec la main droite, on frappera de petits coups ou par chiquenaudes sur le flanc droit ; on produira ainsi un *flot* plus ou moins marqué, qui sera perçu par la main gauche. Pour que la percussion puisse ainsi transmettre le choc d'une main à l'autre, il faut que le liquide forme une colonne non interrompue entre les deux points ; si l'intestin est interposé, s'il existe une cloison, le flot ne parvient plus. On évitera de prendre, pour la fluctuation, les mouvements de tremblement qu'on peut communiquer à la peau, par la percussion ; on comparera alors la sensation perçue dans le point où l'on suppose l'existence d'un liquide avec celle que l'on trouve dans

un endroit où il n'y en a certainement pas. Quand
le liquide est en petite quantité, il faut faire coucher le malade sur le côté; le liquide s'accumule
dans un seul point et on peu alors constater sa
présence par la percussion périphérique. Cette
exploration se pratique avec une seule main dont
on applique le pouce et le médium à une distance
plus ou moins grande, tandis qu'on percute légèrement avec l'indicateur; s'il existe du liquide,
les autres doigts éprouvent manifestement la sensation de flot.

La fluctuation est un signe à l'aide duquel on
peut toujours reconnaître un abcès. Très-facile à
percevoir lorsque les abcès sont superficiels, dans
les abcès profonds elle présente au contraire de
grandes difficultés. Dans ce dernier cas, il faut
employer un procédé analogue à celui que nous
avons indiqué, mais beaucoup plus minutieux. On
applique une main sur un des côtés de la tumeur,
tandis que de l'autre main appliquée sur l'autre
côté, on dirige le liquide vers la première; les
doigts éprouvent alors un soulèvement graduel
dû à la pression du liquide sur la paroi interne
du foyer; il faut presser alternativement des deux
côtés, et lorsqu'on veut diagnostiquer un abcès
dans l'épaisseur du membre, il faut chercher, ainsi
que le conseille M. Nélaton, la fluctuation parallèlement à l'axe du membre, afin de ne pas être

trompé par le déplacement des masses musculaires, et en même temps placer les deux mains à
la plus grande distance possible, afin de déplacer
une plus grande quantité de liquide et de reconnaître autant que possible l'étendue du foyer.

Lorsque l'accumulation de pus ou d'un liquide
quelconque présente un trop petit volume pour
qu'il soit possible de placer même un doigt sur
un des côtés de la tumeur et un doigt sur l'autre,
on exercera sur le sommet une légère pression,
de manière à appliquer la partie supérieure du
foyer sur la partie profonde : le doigt se trouvant
repoussé par le liquide, qui tend à reprendre sa
place, on éprouve une certaine sensation qui fait
reconnaître la présence du ¡liquide. Cette sensation a été appelée par Lisfranc : *choc en retour*. C'est
un des moyens les plus employés pour diagnostiquer les abcès des cavités profondes, tels que les
abcès du pharynx, du vagin, etc.

La fluctuation dans les hydarthroses est généralement facile à sentir ; il suffit d'embrasser avec
une main la moitié de l'articulation et de presser
avec les doigts de l'autre main, afin de sentir le
flot de liquide. Au genou où l'hydarthrose est très-
fréquente, on procède de la manière suivante : Le
membre est placé dans l'extension afin de relâcher
le muscle droit antérieur et de rendre la rotule
mobile ; en plaçant les mains l'une au-dessus,

l'autre au-dessous de la rotule, on accumule en arrière de cet os tout le liquide contenu dans la cavité articulaire; on presse alors sur la rotule qui vient frapper sur les condyles du fémur.

Le principe de l'équilibre des liquides fournit un moyen de diagnostic que nous n'hésitons pas à placer au-dessus des autres, car on peut toujours l'employer dans les cas où il est impossible de percevoir la fluctuation. D'après ce principe, si on déplace le vase qui renferme un liquide, sa ligne de niveau change par rapport aux parois du vase qui le contient, mais reste toujours horizontale. Prenons la plèvre pour exemple : « Il suffit, dit M. Piorry, le plus souvent, de faire incliner le malade sur le côté, après l'avoir fait asseoir, pour que les transitions de ton à la partie déclive rendent évidente l'existence du liquide dans la plèvre. Il suffit, dans beaucoup de cas, pour constater que la sérosité se déplace dans la plèvre, de percuter en arrière un malade assis, de bien déterminer la hauteur de la ligne de niveau à laquelle la matité s'élève; alors, en faisant fortement pencher en avant la poitrine sur le bassin, on obtient un abaissement marqué dans la ligne de niveau, tandis qu'en faisant incliner le corps en arrière, cette ligne de niveau s'élève plus ou moins haut.» Mais où ce moyen a rendu d'immenses services, c'est dans les cas de rétrécissement de l'œsophage, où l'on peut, par la percussion de l'œsophage en arrière, limiter, au moyen d'un liquide qu'on fait avaler au malade, l'endroit précis ou se trouve la lésion qui occasionne le rétrécissement.

De même, si un rétrécissement dans les gros intestins est situé assez haut pour ne pouvoir être exploré avec le doigt ou le cathéter, il est possible, à l'aide d'injections abondantes dans le rectum qui s'élèvent jusqu'au rétrécissement sans pouvoir le dépasser, de déterminer la hauteur de la lésion ; car au-dessous on trouvera la matité des liquides injectés, et au-dessus la sonorité des intestins remplis de gaz.

Dans les cas où des anses d'intestins sont engagés dans des hernies, on reconnaît par la nature des sons que donnent les organes remplis de gaz, qu'il s'agit du tube digestif. Si, par les injections dans le rectum, ces bruits sont modifiés, il est évident qu'il s'agit du gros intestin ; ces faits nous paraissent être de la plus haute importance.

Le principe des corps plongés dans les liquides explique le phénomène du ballottement et le procédé de docimacie pulmonaire.

Le *Ballottement* est un des meilleurs signes de l'existence de la grossesse. C'est une sensation d'un corps mobile flottant dans un liquide. Le corps mobile est le fœtus, et le liquide les eaux de l'amnios. On le compare à un morceau de glace qui flotte dans un verre rempli d'eau, que l'on enfonce et que l'on sent revenir sous le doigt. On perçoit le ballottement, la femme étant couchée ou debout. Ce dernier mode est préférable et voici comment on doit l'exécuter : on place l'index dans une direction verticale, la face palmaire tournée en avant et les trois autres doigts fléchis dans la paume de la main ; l'extrémité du doigt arrive aisément sur le corps de l'organe où il rencontre presque toujours une tumeur dure, globuleuse, arrondie, constituée par la tête du fœtus. On imprime à la phalange un petit mouvement ascensionnel, sans toutefois quitter la paroi sur laquelle le doigt est appliqué ; le fœtus mobile, libre, seule partie solide au milieu du liquide amniotique, vient frapper le point diamétralement opposé et retombe sur le doigt qui lui a imprimé un mouvement d'élévation.

Docimasie pulmonaire. — Nous ne terminerons pas ce chapitre sans parler du procédé journellement employé pour constater, dans les cas d'infanticide, si les poumons ont été dilatés par l'air. Quoique très-ancien, ce moyen physique n'a été appliqué à la médecine légale qu'en 1682, par Schréger, et admirablement précisé par M. le professeur Tardieu.

Cette épreuve est fondée sur ce principe que

le tissu pulmonaire est *plus dense* que l'eau chez l'enfant qui n'a pas respiré et qu'il doit, par conséquent, se précipiter au fond de ce liquide : l'air introduit dans les vésicules de ce tissu par l'acte respiratoire le rend au contraire *plus léger* que l'eau, et par conséquent le poumon doit rester à la surface de ce liquide, lorsque toutes ces parties ont été bien pénétrées d'air.

Pour procéder à l'épreuve docimasique, on enlève de la cavité de la poitrine les poumons, le cœur et le thymus réunis ; on les place dans un vase contenant une assez grande quantité d'eau à la température ambiante. Lorsque les viscères thoraciques sont ainsi déposés à la surface de l'eau, on observe s'ils surnagent ou s'ils tombent promptement ou lentement, s'ils descendent au fond ou s'ils restent suspendus dans le liquide à une certaine hauteur. On sépare alors les poumons des autres organes et on les soumet à la même expérience, d'abord tous deux ensemble, puis chacun séparément. Ensuite on prend chaque lobe en morceaux de la grosseur d'une noisette et l'on soumet chacun de ces morceaux à la même épreuve. D'après le principe que nous avons émis plus haut, on peut conclure si l'enfant a beaucoup ou pas du tout respiré.

LUMIÈRE.

Cette partie de la physique a donné naissance à plusieurs appareils de diagnostic que nous aurons à décrire ; ils sont fondés sur la production des images dans les miroirs et à travers les lentilles, excepté le saccharimètre qui relève de la polarisation de la lumière.

Appareils fondés sur la réflexion et sur la réfraction. — La réflexion des rayons lumineux est soumise à deux lois dues à Descartes : 1° le rayon incident et le rayon réfléchi sont dans un même plan normal à la surface réfléchissante ; 2° l'angle d'incidence est égal à l'angle de réflexion.

Il résulte de ces lois que l'image d'un objet placé devant un miroir plan lui est symétrique, par rapport au plan du miroir ; que, dans un miroir concave, l'objet avançant depuis l'infini jusqu'au foyer principal, son foyer conjugué marche inversement du foyer principal jusqu'à l'infini. Lorsque l'objet se trouve encore plus près du miroir, c'est-à-dire entre lui et le foyer, l'image, de réelle qu'elle était, devient virtuelle et se fait derrière le miroir.

La réfraction des rayons lumineux, à travers les milieux réfringents, est soumise à deux lois également dues à Descartes : 1° le rayon incident et le rayon réfracté sont, dans un même plan normal à la surface réfringente ; 2° les sinus des angles d'incidence et de réfraction sont, dans le même rapport, pour un même milieu réfringent.

Il résulte de ces lois que quand un objet est très-loin d'une lentille convergente, son image se fait presque au foyer et de l'autre côté de la lentille, par rapport à l'objet. Celui-ci se rapprochant, l'image grandit et s'éloigne, en sorte que quand l'objet est au foyer, son image se fait à l'infini, ce qui signifie que les rayons, après avoir traversé la lentille, émergent parallèlement entre eux). Si l'objet est encore plus près de la lentille, c'est-à-dire entre elle et son foyer, l'image, de réelle qu'elle était, devient virtuelle et plus grande que l'objet, c'est le cas de la loupe. Ce que nous venons de dire suffit pour l'intelligence des appareils dont il va être fait mention.

Loupe. — C'est une simple lentille convergente portée à l'extrémité d'un manche. Ce que nous avons dit plus haut explique pourquoi il faut regarder l'objet à travers la loupe, en plaçant cet objet entre la lentille et son foyer, car alors l'image est agrandie et se fait du même côté que l'objet. La loupe est d'un usage constant en médecine, surtout dans l'étude des maladies de la peau.

Microscope. — La théorie de la loupe une fois bien comprise, celle du microscope est facile à saisir. Il se compose essentiellement de deux lentilles : l'une, l'objectif, donne une première image réelle, agrandie, de l'objet qui, par conséquent, est placé à une distance un peu plus grande que la distance focale de l'objectif ; l'autre, l'oculaire, est une loupe qui amplifie encore la première image déjà agrandie, et pour cela, elle est disposée de façon que cette image arrive entre la loupe et son foyer principal.

Il est inutile de dire que ces deux lentilles sont montées aux deux extrémités d'un tube dont on peut faire varier la longueur ; que l'objet placé sur un petit plateau (le porte-objet) peut être éclairé par un miroir qui lui apporte les rayons d'une vive lumière. Du reste, le microscope est un instrument trop connu pour qu'il soit utile d'insister.

Les applications du microscope au diagnostic des lésions organiques sont très-nombreuses aujourd'hui et de la plus grande utilité. A l'aide du microscope on peut examiner :

1° LES LIQUIDES NORMAUX, tels que LE SANG qui contient plus ou moins de *globules rouges* et de *globules blancs*, et souvent des *matières* accidentelles ; LE LAIT dans lequel on rencontre souvent du pus qui l'altère ; LE SPERME caractérisé par la présence des spermatozoïdes qui existent quelquefois dans l'urine dans les cas de pertes séminales, et même, dans le liquide de l'hydrocèle, comme l'a montré M. Gosselin (en médecine légale, l'examen des taches spermatiques, à l'aide du microscope, est de la plus haute importance) ; L'URINE dans laquelle on trouve de *l'acide urique et des urates, de l'oxyde urique, de l'oxolate de chaux, de l'oxalurate de chaux, de la cystine, du phosphate de chaux, du phosphate acide de chaux, du phosphate ammoniaco-magnésien, du carbonate de chaux, du phosphate neutre de soude, du phosphate acide de soude, de l'acide silicique, du chlorure de sodium*, etc. , — et enfin des corps organisés : *du sang, du pus, du mucus, des globules organiques, de l'épithélium, des exsudations rénales, des corps confervoïdes, des vibrions.*

2° LES LIQUIDES PATHOLOGIQUES : la sérosité inflammatoire, fibrineuse, point de départ des concrétions plastiques ou blastèmes ; la transformation et la désorganisation du sang épanché dans un foyer d'inflammation ; le pus ; les sérosités d'hydropisie (ascite, hydrothorax, hydrocèle, vésicatoire) ; les liquides de kystes ovariques, accidentels, etc.

3° LES CORPS ÉTRANGERS : c'est à l'aide du microscope qu'on a déterminé la nature cryptogamique de certaines maladies, telles que le favus, l'herpès tonsurant, l'herpès circiné, le pithyriasis, le muguet, les trichines, etc. Nous nous arrêterons là ; tout le monde comprend de quelle immense utilité le microscope est pour le diagnostic.

L'ophthalmoscope.—Il permet d'examiner, à travers la pupille et le cristallin, les milieux intérieurs de l'œil, et de pénétrer jusqu'à la rétine. On a attribué l'honneur de sa découverte au docteur Von Erlach. Un soir, causant avec un malade, il crut apercevoir assez nettement le fond de son œil. Probablement les rayons s'étaient réfléchis sur les lunettes du docteur et avaient pénétré, à travers la pupille et les milieux réfringents, jusque dans la chambre postérieure de l'œil du malade. Quoi qu'il en soit, c'est M. le professeur Helmholtz (1851) qui fit construire le premier ophthalmoscope. Celui dont on se sert volontiers est l'ophthalmoscope à la main. C'est tout simplement un petit miroir concave, percé en son centre d'une ouverture (ou de deux) et une lentille convexe. D'une main vous prenez par son manche le miroir au moyen duquel vous dirigez, par réflexion, sur l'œil du malade, les rayons d'une lampe placée derrière lui ; de l'autre, vous approchez la lentille afin de concentrer les rayons sur la partie de l'organe que vous voulez de préférence observer. Votre œil placé derrière le miroir

voit alors, par une petite ouverture centrale qui y
est pratiquée, l'intérieur de l'œil. Cette expérience
peut, à la rigueur, être faite par tous : Dévissez
l'objectif de votre lunette de spectacle, enlevez
l'étain d'un petit miroir de toilette, de façon à
mettre le verre à nu et à faire ainsi une ouverture
centrale de quelques millimètres de diamètre, et
vous avez une excellente lentille, un assez bon
réflecteur, les deux pièces essentielles de l'ophthalmoscope.

Nous avons aujourd'hui des ophthalmoscopes
de toute sorte : les uns très-compliqués, difficiles
à manier et fort chers ; les autres très-portatifs,
mais dont l'usage présente des difficultés, à cause
de la non fixité de la lentille objective, que l'on
tient à la main devant l'œil à examiner. Tous encore ne peuvent être employés que dans une
chambre noire, et cette condition est souvent difficile à réaliser, par exemple, dans les hôpitaux.
Pour toutes ces raisons, l'ophthalmoscope de
M. Galezowski nous paraît réaliser les meilleures
conditions.

Il est composé de tubes rentrants comme une
lorgnette; l'une des extrémités est taillée oblique-
ment, garnie d'un bourrelet élastique, et renferme une lentille biconvexe placée dans l'intérieur du tube à la distance définie d'avance;
l'autre extrémité de ce tube présente une échan-

crure ovale, au bout de laquelle se trouve un miroir concave et mobile, et qui, au moyen d'un
mouvement double, peut se tourner du côté de la
lampe, concentrer la lumière et la projeter ensuite dans l'intérieur du tube sur la lentille qui
s'y trouve fixée ; un verre convexe n° 12 est placé
derrière le miroir pour rapprocher l'image et la
faire voir plus distincte ; un observateur presbyte
pourra ainsi voir, à l'aide de ce verre, beaucoup
plus nettement, tandis que, pour un myope,
l'image de la rétine apparaîtra non moins claire
lorsqu'on réduira un peu la longueur du tube.
Une petite tige articulée, terminée par une boule
luisante argentée, a été ajoutée par MM. Robert
et Collin ; elle est destinée à diriger l'œil du malade dans le sens voulu et lui donner une certaine
fixité.

Enfin, M. le professeur Laugier fait porter
la lumière par l'instrument lui-même, et, de
la sorte, l'incidence des rayons lumineux sur le
miroir est rendue invariable. Par tous ces per-
fectionnements, on est arrivé à rendre très-
pratique un instrument dont l'utilité est incontestable pour le diagnostic des altérations de
chacune des membranes et des divers milieux de
l'œil.

Selon M. le docteur Bouchut, l'ophthalmoscope peut rendre aussi de très-grands ser-

vices dans le diagnostic de certaines lésions du cerveau. C'est une étude toute nouvelle, pleine d'intérêt, et qui, par ses conséquences pratiques, acquiert d'autant plus d'importance qu'elle tend à donner une précision plus grande dans la localisation de certaines lésions cérébrales par les altérations de la rétine. On s'est demandé quels rapports il pouvait exister entre la rétine et les affections cérébrales. Ce doute, il est vrai, était jusqu'à un certain point autorisé par les conclusions souvent trop absolues de quelques observateurs. Mais s'il est permis de trouver exagérées les opinions de ceux qui croient que les méningites, les hystéries, les hydrocéphales, etc., peuvent mieux que par tout autre moyen, être diagnostiqués avec l'ophthalmoscope, d'autre part, nous ne doutons pas qu'en se servant raisonnablement de cet appareil, dans quelques cas particuliers, on puisse éclaircir certains doutes qui existent souvent dans le diagnostic des affections cérébrales, surtout lorsque ces dernières auront leur siége au voisinage du chiasma ou des centres optiques.

C'est dans les hôpitaux surtout, et au lit des malades, qu'il faut faire des recherches sur les altérations de la rétine et du nerf optique, et sur leurs rapports avec les affections cérébrales et générales de l'organisme. Mais ce but ne pouvait

être atteint par aucun des ophthalmoscopes connus, parce que aucun d'eux ne permettait pas de
voir le fond de l'œil en plein jour. M. Galezowski
a rendu cet examen possible et même facile, par
son appareil muni, ainsi que nous l'avons dit,
d'une chambre noire, et s'adaptant directement à
l'œil du malade qu'il est alors inutile de déplacer
de son lit.

Laryngoscope. — C'est un appareil fondé sur la
combinaison de deux miroirs. Le plus grand de
ces deux miroirs est disposé de façon à envoyer
dans la bouche ouverte du sujet en expérience,
un faisceau de rayons ; l'autre plus petit, porté à
l'extrémité d'une tige, est introduit au fond de la
bouche et renvoie l'image du larynx à l'œil de
l'observateur.

La marche des rayons lumineux de l'un à l'autre miroir est facile à comprendre. Partis de la
source de lumière et renvoyés une première fois
par le grand miroir réflecteur, ils viennent se
réfléchir une seconde fois sur le petit miroir qui
les dirige sur le larynx.

Un troisième miroir est nécessaire si on veut
faire sur soi-même, sans le secours d'un médecin,
l'examen laryngoscopique. Les deux miroirs étant
disposés ainsi qu'il vient d'être dit, c'est-à-dire
l'un envoyant les rayons lumineux dans la bouche
et l'autre introduit d'une main au fond de l'ar-

rière-gorge, on prend de l'autre main un bon miroir de toilette dans lequel on cherche à voir l'image du larynx que donne le petit miroir. C'est ainsi qu'avec un peu d'habileté on peut pratiquer l'examen auto-laryngoscopique.

La première idée de cet appareil revient à un illustre physicien , M. Cagniard de Latour. Voici ce que nous lisons dans le journal l'*Institut* : « M. Cagniard de Latour s'est introduit dans le fond de l'arrière-gorge un petit miroir, espérant qu'à l'aide des rayons solaires et d'un second miroir il pourrait apercevoir l'épiglotte et même la glotte..... » Ceci s'écrivait en 1825. Le principe de l'appareil était dès lors trouvé. Garcia (1855), plus habile ou plus patient que Cagniard de Latour, obtint avec un appareil identique des résultats qui avaient échappé à l'illustre physicien et put essayer, par des expériences vraiment scientifiques, d'établir la physiologie de la voix.

Dans ces dernières années, sous prétexte de perfectionner le laryngoscope on l'a compliqué inutilement. Les praticiens qui se servent le plus habilement de ce précieux appareil emploient les deux miroirs séparément. Voici comment par exemple procède le Dr Edouard Fournié ; c'est le laryngoscope réduit pour ainsi dire à sa plus simple expression.

Le miroir réflecteur qui envoie dans la bouche du sujet les rayons d'une lampe placée de côté derrière lui, est mis, à l'aide de la ceinture auquel il est attaché, sur le front de l'observateur. De la sorte le médecin dirige à sa volonté les rayons lumineux sans le secours de ses mains. Quant au petit miroir guttural, il est articulé à une petite tige, de telle manière que le praticien puisse modifier l'angle qu'il fait avec cette même tige, selon la disposition que présente l'arrière-gorge de l'individu. Avant de l'introduire dans la bouche, on le présente à la cheminée de la lampe afin que la respiration du sujet ne le ternisse pas. — Ni supports pour la tête, ni lentilles intermédiaires, rien que les deux miroirs et c'est là tout.

Il est inutile de dire que la connaissance anatomique des lieux est de première utilité pour l'observateur. Pour voir l'image des parties supéro-antérieures du larynx, le miroir guttural doit être placé très-profondément et bas, son plan étant à peu près parallèle à celui de la paroi pharyngienne. Si, au contraire, on cherche à voir l'image des parties postéro-inférieures, le miroir doit être tenu haut en soulevant la luette et le voile du palais, son plan étant à peu près perpendiculaire à celui du pharynx. En dirigeant le miroir entre ces deux positions extrêmes, il est facile de voir successivement toutes les parties de la cavité laryngienne.

Le procédé opératoire doit être complété par quelques petits conseils pratiques. Pour habituer l'arrière-gorge au contact du miroir et émousser, pour ainsi dire, la sensibilité qui se révolte instinctivement, on fait quelques fausses introductions du miroir. Si la langue, maintenue bien au dehors par le sujet lui-même avec son mouchoir, fait le gros dos, on fait pratiquer au malade des inspirations profondes et on lui commande de respirer uniquement par la bouche. Enfin, lorsque par une conformation particulière de l'os hyoïde, par exemple, on ne peut voir que l'épiglotte et les cartilages arythénoïdes et pas du tout les cordes vocales, on fait rire ou tousser le malade; le mouvement de propulsion en haut que provoquent ces actes, permettra toujours à un œil exercé d'explorer minutieusement l'organe de la voix.

Endoscope. — Il permet de pénétrer par la vue dans l'urèthre et jusque dans la vessie. Les premiers essais dans cette voie furent tentés par M. Ségalas. Cet habile praticien se servait de deux sondes concentriques : celle du milieu permettait de voir à l'intérieur de la vessie, tandis que l'extérieur donnait passage aux rayons de deux bougies qui par réflexion venaient éclairer le viscère.

Tel est le point de départ de l'appareil de M. Desormaux.

L'endoscope est composé d'une sonde que l'on introduit dans l'urèthre afin d'en écarter les parois, d'un miroir placé devant l'orifice de la sonde et faisant avec son axe un angle de 45°, d'une lampe disposée de façon à envoyer ses rayons sur le miroir. La marche des rayons lumineux est facile à comprendre : partis de leur foyer, ils sont réfléchis par le miroir parallèlement à l'axe de la sonde et vont éclairer l'urèthre et la vessie. Supposez dès lors que le miroir soit percé en son milieu : l'œil placé derrière l'ouverture verra parfaitement ces cavités profondes au niveau de l'extrémité interne de la sonde. Au lieu de regarder à œil nu, on peut se servir d'une petite lunette de Galilée. Pour augmenter l'éclairage, on place la lumière entre un miroir et une lentille convergente ; mais ces pièces sont accessoires quoique indispensables pour la netteté de la vue. Comme foyer lumineux, M. Desormaux emploie une lampe à gazogène (mélange d'alcool et de térébenthine) qui donne une grande intensité sous un petit volume.

Il est inutile de dire que toutes les pièces que nous venons de voir fonctionner séparément sont réunies entre elles, y compris la lampe elle-même, par des tubes de cuivre afin de constituer un seul instrument commode pour les observations.

Spéculums. —Ce sont des instruments propres à dilater l'entrée de certaines cavités, de manière que la lumière puisse pénétrer dans l'intérieur d'un organe et que l'on puisse y voir soit directement, soit au moyen des surfaces réfléchissantes de ces instruments. Ils permettent en même temps de porter profondément jusque sur une partie malade un instrument ou un topique. Tels sont les *spéculums oris, oculi, ani, uteri,* etc., destinés à tenir ouverts la bouche, l'œil, l'anus, le vagin ou l'orifice de la matrice.

Bien que ces instruments ne soient pas des inventions modernes, et que l'on en trouve la description dans les auteurs les plus anciens, la science doit beaucoup à M. Récamier. L'instrument qu'il a proposé, spécialement affecté à l'exploration du vagin et de l'utérus, est extrêmement simple; il consiste dans un tube d'étain poli, dont l'extrémité utérine, un peu plus étroite que le reste, présente un léger bourrelet qui lui permettra d'embrasser le col utérin, sans pouvoir le blesser. L'autre extrémité est soutenue par un manche recourbé propre à fixer l'instrument, une fois qu'il est introduit dans les parties génitales.

On a depuis infiniment varié la forme et la disposition du spéculum; on l'a composé de plusieurs valves, qui rapprochées lorsqu'on introduisait l'instrument, sont dilatées par un moyen mécanique quelconque, lorsque le spéculum est parvenu au col du voisinage utérin. M. Charrière a roulé les unes sur les autres trois valves articulées par leur bord contigu, et qui pouvant être déployées lorsqu'elles sont dans le vagin, servent à dilater celui-ci : on a cherché surtout à faire que l'écartement des valves se fît dans la profondeur du vagin, plutôt qu'à l'orifice externe des organes génitaux; précaution très-utile puisqu'une telle dilatation est ce qu'il y a de plus douloureux dans cette opération.

On a peut-être attaché trop d'importance à de légères modifications dans le spéculum. Celui dont on a le plus d'habitude est peut-être le meilleur entre les mains de celui qui s'en sert. Le spéculum que nous préférons est celui à quatre valves, muni de son embout, se dilatant par son extrémité extérieure et susceptible d'un écartement assez considérable pour permettre au col utérin de s'y engager avec facilité. Du reste deux des valves de cet instrument sont disposées de telle sorte qu'elles peuvent être enlevées par un mécanisme fort simple, et alors l'instrument n'est plus que bivalve, ce qui a de l'utilité dans quelques cas, surtout, lorsqu'il s'agit d'explorer latéralement le vagin.

Quel que soit l'instrument dont on se sert, celui-ci sera d'abord graissé d'huile ou de mucilage de graine de lin ; ces corps ont sur le cérat l'avantage de ne pas laisser les parties enduites d'un corps opaque qui gêne l'exploration. La femme étant placée convenablement et le bassin élevé autant que possible, on procède à l'examen des parties génitales.

La lumière du jour éclaire mieux que toute autre ; mais il est difficile de la diriger vers le fond de l'utérus. Un miroir concave placé derrière une bougie ou une lentille réfringente, large et disposée entre le jour et le col utérin, peut servir à porter plus de clarté dans le vagin.

Nous ne décrivons pas le procédé opératoire ; disons seulement que cet instrument est d'une utilité incontestable dans le diagnostic des lésions profondes de l'appareil génital de la femme.

INSTRUMENT FONDÉ SUR LA POLARISATION.

Saccharimètre. — Quelques définitions sont ici nécessaires. On appelle polarisation, une modification des rayons lumineux en vertu de laquelle, une fois réfléchis ou réfractés, ils deviennent incapables de se réfléchir ou de se réfracter de nouveau dans certaines directions. Le plan de polarisation est le plan dans lequel la lumière se trouve polarisée.

Il arrive qu'en traversant certaines substances un rayon polarisé est encore polarisé à l'émergence, mais non plus dans le même plan qu'avant son passage dans les substances. Le nouveau plan est dévié à gauche ou à droite selon ces mêmes substances; le sucre de canne en dissolution, le sucre de citron, la dextrine tournent à droite; le sucre de raisin, l'essence de térébenthine, la gomme arabique tournent à gauche.

Le saccharimètre de Soleil, perfectionné par M. Dubosq, est une application de cette propriété rotatoire des substances saccharifères en dissolution dans l'eau. Cet instrument se compose essentiellement d'un tube de cuivre dans lequel se met le liquide à analyser; à ses deux extrémités fermées par deux glaces parallèles, se trouvent les polarisateurs et les analyseurs contenus dans de petits tubes qui s'ajoutent aux deux bouts du tube central. Devant l'orifice de l'un d'eux on place une lampe dont les rayons traversent le polarisateur, le liquide à analyser et l'analyseur. Il nous est impossible d'entrer dans les détails et de donner même sommairement le procédé opératoire de cet instrument. Les employés de nos administrations, les fabricants de sucre, les médecins savent très-bien comment on doit employer le saccharimètre, s'ils en ignorent la théorie qui relève d'une des plus difficiles parties de l'optique. Nous n'avons pas à nous occuper ici des analyses des jus de canne à sucre, des jus de betterave, etc. Nous dirons un mot de l'analyse de l'urine des diabétiques. Le sucre qu'elles contiennent dévie le plan de polarisation vers la droite. L'urine clarifiée par le sous-acétate de plomb et filtrée est mise dans un tube central. On tourne alors le bouton du compensateur (à gauche comme pour le sucre ordinaire) jusqu'à ce qu'on obtienne la même teinte qu'avant l'interposition de l'urine. Il reste ensuite un petit calcul à faire : Pour obtenir la quantité de sucre contenue dans un litre d'urine donnée, il faut multiplier 2 décigrammes 1/4 par le nombre lu sur l'échelle divisée, le vernier de l'instrument.

CHALEUR.

Il est indispensable en diagnostic d'avoir une mesure ou des termes de comparaison. De même qu'il faut apprécier, par des moyens pondérables ou de mensuration, la forme, le volume, la disposition précise des organes ; de même, il est utile d'apprécier le degré de la chaleur humaine. Ceci nous conduit à établir que, dans plusieurs cas, il faut se servir d'un thermomètre. Ce moyen ne peut être employé avantageusement qu'à la condition préalable de bien connaître les causes des sources de la chaleur animale ; aussi nous croyons qu'il est éminemment utile de lire auparavant l'admirable travail de M. le professeur Gavarret : *De la Chaleur produite par les êtres vivants.*

Le thermomètre. -- Celui qu'on choisira sera le plus portatif possible. Il sera d'abord bien vérifié, et on constatera si ses divisions sont exactement marquées. Faute de cette précaution, on peut courir les risques de commettre des erreurs. Les parties où l'on examinera la chaleur morbide lorsqu'il s'agira de maladies générales seront les plus nombreuses possibles. Il faudra comparer la température des régions voisines des centres circulatoires avec celle des extrémités ; les degrés de chaleur du thorax avec ceux de l'abdomen ; l'élévation du thermomètre dans la bouche ou d'autres cavités accessibles aux instruments avec celle qui a lieu sur les téguments, etc. S'il s'agit de maladies qui soient bornées, circonscrites, telles que les maladies de la peau ou du tissu cellulaire sous-jacent, il faudra comparer la chaleur qu'elles donnent avec celles des autres régions du corps, etc.

Quel que soit le point sur lequel un thermomètre est appliqué, il faut avoir le soin de mettre celui-ci à l'abri du contact de l'air froid ; éviter de l'échauffer ou de le refroidir avec ses propres mains ; porter exclusivement la boule thermométrique sur la partie que l'on examine et isoler le reste de l'instrument. Il sera utile de laisser celui-ci assez de temps en place pour qu'il puisse s'élever à la hauteur que la chaleur de la partie affectée lui permettra d'atteindre ; enfin, on notera le degré de température pendant que le thermomètre est en place.

Le thermographe. — C'est un appareil enregistreur qui trouve ici sa place mieux que dans notre second chapitre. Il permet de suivre les variations de la température dans telle ou telle partie du corps humain. C'est un thermomètre à air, dont la tige communique avec un tube très-fin de cuivre recuit, qui apporte les mouvements de l'air à l'enregistreur.

Dans le thermographe, l'appareil enregistreur est ainsi constitué (nous empruntons à M. Marey lui-même la description de cet organe très-ingénieux) : un tube de verre, fermé à la lampe par l'une de ses extrémités, est courbé en demi-cercle et fixé sur une roue légère et bien équilibrée. Le centre de courbure du tube de verre coïncide avec l'axe de la roue. Si l'on place alors le tube de verre de telle sorte que le milieu de la convexité de l'arc qu'il décrit soit tourné en bas, et si l'on y introduit une petite quantité de mercure, cet index métallique partage la cavité du tube en deux chambres, l'une close du côté où le tube est

fermé, l'autre communiquant librement avec
l'extérieur par l'extrémité ouverte du tube. Supposons maintenant que l'air de la chambre close
vienne à augmenter de volume, l'index de mercure sera poussé vers l'orifice ouvert du tube.
Mais par son poids même, cet index tend à occuper la partie inférieure de ce système équilibré ;
il en résultera une rotation du tube autour de
son axe de suspension, et, en réalité, on verra
l'index rester immobile pendant que l'appareil
tournera. Plaçons perpendiculairement sur l'axe
une longue aiguille équilibrée ; celui-ci amplifiera,
en raison de sa longueur, la rotation imprimée
à l'axe ; elle pourra par sa pointe tracer, sur une
glace enfumée qui chemine à côté d'elle, les oscillations qu'elle décrit.

Reste à faire communiquer la chambre close
avec la boule du thermomètre à air. Pour cela,
le tube capillaire, qui communique avec l'intérieur de la boule thermométrique par l'une de
ses extrémités, reçoit à l'autre extrémité une
courbure semblable à celle du tube de verre dans
lequel on l'introduit en lui faisant traverser
l'index du mercure jusqu'à ce que son ouverture
arrive dans la chambre close. L'appareil étant
ainsi disposé, si l'on chauffe avec la main la
boule du thermomètre à air, on voit la chambre
close recevoir l'air expulsé de la boule et prendre

une plus grande étendue ; l'appareil tourne sur son axe et l'aiguille s'élève, tandis que le mercure reste dans sa position déclive. Si l'on plonge dans l'eau froide la boule du thermomètre, l'air se condense dans cette boule et aspire celui de la chambre close, ce qui produit une rotation en sens inverse de l'appareil et un abaissement de l'aiguille.

On insère la boule du thermographe dans la cavité dont on veut explorer les variations de température, et on remarque que tout changement se traduit par un mouvement de l'aiguille. Une glace enfumée qui, pour les enregistreurs ordinaires, n'offre qu'une résistance de frottement insignifiante, aurait, pour le thermographe, une résistance trop grande encore. M. Marey a dù, pour obtenir des graphiques, recourir à ce moyen : le support vertical, qui porte l'appareil à levier, pivote sur lui-même, de telle sorte que l'aiguille indicatrice exécute des oscillations transversales dans lesquelles sa pointe va battre contre la surface enfumée, et y laisse un point blanc à chacun de ses contacts. Si les oscillations de l'aiguille se renouvellent assez fréquemment, et si la plaque enfumée chemine avec lenteur, les points tracés se trouvent au contact les uns des autres, et forment une ligne continue qui s'élève ou s'abaisse suivant les mouvements de l'aiguille dans le plan vertical. On conçoit que, dans ces conditions, la tendance de l'appareil, à prendre son équilibre, n'est entravée que pendant les instants très-courts qui correspondent au pointage, et que, pendant tout le reste de ses oscillations transversales, l'aiguille est entièrement libre dans ses mouvements.

ÉLECTRICITÉ.

En médecine, on fait usage de trois sortes d'électricité : celle de frottement, celle de contact, et celle d'induction. C'est cette dernière qui convient le mieux à l'électrisation musculaire, surtout quand cette opération doit être longtemps et souvent pratiquée. Cette élcctricité, en effet, peut provoquer de très-fortes contractions musculaires sans exciter vivement, en même temps, la sensibilité cutanée, sans produire de commotions, sans déchirer les vaisseaux capillaires et sans plonger les organes dans une sorte de stupeur. On peut donc dire que cette électricité est l'électricité essentiellement médicale.

Jusqu'à ce jour les applications diagnostiques de l'électricité ne sont pas très-nombreuses; il semblerait que les médecins qui se sont occupés de cette question aient négligé le point important du diagnostic pour tourner tous leurs efforts vers le thérapisme de toute sorte de lésions par ce moyen physique. Nous citerons cependant quelques cas où l'électricité a servi avec avantage à éclairer le diagnostic.

Dans les cas de paralysies traumatiques des nerfs mixtes, il peut arriver que la cause de la paralysie ne soit pas toujours évidente; une tumeur ou une exostose profondément cachée, par exemple, peut comprimer un tronc nerveux et produire lentement ou subitement des phénomènes de paralysie. Le médecin peut éprouver des doutes sur la cause de cette paralysie, et c'est alors qu'il est utile d'avoir recours à l'électrisation localisée; elle fera reconnaître que la contractilité électro-musculaire est *diminuée* dans les muscles dont le nerf est comprimé. En conséquence, ce signe ne permettra pas de confondre la paralysie traumatique des nerfs mixtes avec les paralysies cérébrales, hystériques, saturnines, dans lesquelles cette contractilité musculaire est toujours conservée.

De même, il est facile de distinguer, par l'exploration électro-musculaire, les paralysies temporaires de l'enfance des paralysies atrophiques graisseuses du même âge, puisque, dans les premières, on trouve la contractilité et la sensibilité électro-musculaires parfaitement intactes, tandis que ces propriétés sont plus ou moins diminuées dans les dernières.

Enfin, étant donnée une hémiplégie faciale, qui peut être symptomatique d'une lésion du cerveau, ou de la portion pédonculaire de la protubérance, ou d'une lésion de la portion bulbaire de la protubérance, ou du nerf facial à son émergence ou dans sa continuité, il est possible, par l'exploration électro-musculaire, de faire le diagnostic différentiel des lésions que nous venons d'énumérer.

Le bioscope électrique. — On doit à M. le Dr Crimotel un procédé qui permet, à l'aide de l'électricité, de reconnaître la vie ou la mort dans les cas douteux. Cette épreuve, à laquelle il donne le nom d'*électro-bioscopique*, consiste à mettre en jeu la propriété qu'ont les muscles de se contracter sous l'influence des courants électriques. Cette propriété, que les physiologistes désignent sous le nom de *contractilité électro-musculaire*, existe chez tous les animaux et chez l'homme, aussi bien dans la maladie que dans l'état de santé. « Elle existe également, dit le Dr Crimotel, et sans exception aucune, dans la léthargie, l'apoplexie, la syncope, et tous les genres d'asphyxie ou d'empoisonnement, tant que l'individu est vivant. Lorsque, au contraire, on ne la rencontre pas, quand, en un mot, elle est éteinte, on peut affirmer d'une manière certaine et indubitable que la mort a lieu. »

Toutefois l'extinction de la contractilité n'est pas complète aussitôt la mort; mais, à partir de ce moment, sa diminution sensible et graduelle n'indique plus qu'un reste de vitalité qui s'affaiblit peu à peu. Enfin, après un espace de temps qui varie chez l'homme, dit le Dr Crimotel, entre une demi-heure et deux heures environ, toute contractilité a disparu; de sorte que l'épreuve donne alors des résultats absolument négatifs.

Tous les signes, à part la putréfaction, auxquels on se fie d'ordinaire pour diagnostiquer la mort, n'ont pas une certitude absolue. Ainsi l'absence du pouls et de la respiration, la roideur des membres, la couleur rouge, violette ou noire du visage, la perte de transparence de la main et des doigts, l'obscurcissement des yeux, le refroidissement livide, l'aspect cadavéreux, l'insensibilité aux brûlures et aux incisions, l'absence d'auréole et de phlyctène dans les brûlures cutanées, et même la cessation des battements du cœur, tous ces signes ne sont pas infaillibles. M. Crimotel croit, telle est du moins son opinion, que l'électro-dynamisme seul ne trompe pas (1).

Son appareil est composé d'une pile, d'un multiplicateur et d'excitateurs. Ce bioscope électrique étant en activité, et les excitateurs étant

(1) Voir le livre de M. le Dr Gustave Le Bon sur les *Inhumations prématurées*.

garnis d'éponges mouillées, et tenues par leur manche en bois, si on les applique sur les membres d'un individu vivant, bien portant ou malade, on obtient à l'instant, selon le degré d'intensité du courant, depuis le simple frémissement de la fibre musculaire, jusqu'aux mouvements de flexion et d'extension les plus prononcés.

Les effets sont absolument les mêmes dans la mort apparente par syncope, asphyxie, léthargie, etc. Tant que la vie existe, la contractilité électrique, qui est une propriété inhérente à la fibre musculaire vivante, reste entière et au même degré. En résumé, l'épreuve bioscopique peut donner, selon le Dr Crimotel, l'un ou l'autre de ces renseignements : décider s'il y a vie ou mort, indiquer si des secours sont utiles ou non ; et elle peut être par elle-même le moyen le plus efficace et le plus énergique pour rappeler le sujet à la vie lorsque la mort n'est qu'apparente.

Sonde à courant électrique. — M. le professeur Favre, de la Faculté des sciences de Marseille, a inventé un petit stylet très-ingénieux qui permet de trouver les corps étrangers métalliques engagés dans les chairs. Cet appareil a sa célébrité : il devait servir pour trouver la balle qui blessa Garibaldi à Aspromonte.

Une petite sonde en ivoire contient dans sa tubulure deux fils métalliques séparés l'un de l'autre par un mastic isolant. Les deux bouts qui émergent à l'une des extrémités de la sonde sont mis en communication avec les deux pôles d'une pile électrique. On comprend que si par l'autre extrémité on introduit, dans le conduit fait par la balle à travers les chairs, la sonde exploratrice, le courant ne se produira que si le circuit est fermé, ce qui arrivera si les deux bouts des fils qui font saillie à l'extrémité introduite de la sonde exploratrice viennent à être réunies par le corps métallique que l'on recherche. Il faut donc tâtonner : tant que la sonde touche des chairs, des os, etc., le galvanomètre mis dans le circuit de l'appareil n'indique rien ; mais aussitôt qu'il rencontre le métal conducteur, son aiguille dévie ; l'opérateur peut, le diagnostic étant dès lors positif, agir en connaissance de cause.

D'après les expériences récemment faites par MM. Gavarret et Nélaton, ce premier professeur a conclu qu'il est nécessaire que les extrémités de la sonde soient des pointes d'acier très-effilées afin qu'elles puissent déchirer les tissus qui entourent la balle quand celle-ci vient à s'enkyster ; de plus ces fines aiguilles ont l'avantage de pouvoir gratter l'oxyde de la balle qui est mauvais conducteur de l'électricité. Avec cette perfection on aura un instrument qui, nous le croyons, est

appelé à rendre de grands services sur les champs
de bataille.

Disons un mot en passant d'un petit stylet
explorateur fondé sur un autre principe, il est
vrai, mais qui a sa célébrité. C'est un petit stylet
d'argent terminé par une olive de porcelaine
blanche non vernie et rugueuse, pouvant rapporter les traces de la balle de plomb après
l'avoir rencontrée. Le Dr Zanetti introduisit cet
explorateur dans la blessure de Garibaldi et le
retira marqué d'une trace noirâtre : on reconnut
par l'analyse que c'était du plomb.

Si la thérapeutique consiste à découvrir et
administrer des agents médicamenteux, cette
branche, la plus importante de l'art de guérir,
reconnaît, il faut l'avouer, pour base fondamentale l'étude du diagnostic.

La thérapeutique a fait de nos jours de grands
progrès ; mais c'est aux sciences accessoires dont
il a été question que ce succès est redevable.
Alors que les progrès de la physiologie sont
presque encore de nos jours exclusivement dé-
pendants de l'anatomie seule, la thérapeutique,
au contraire, a été obligée de s'aider, pour pro-
gresser rapidement, de la chimie, de la physique
et de la mécanique.

Il ne rentre point dans le plan de cet ouvrage d'énumérer, de contrôler, de défendre ou de dés-approuver les services spéciaux ou généraux que chacune de ces sciences a pu rendre à la thérapeutique. Pour traiter une telle question d'une manière complète, il conviendrait d'entrer dans des détails déduits des faits les plus connus, les plus palpables, lesquels à leur tour pourraient servir de pièces de justification pour prouver les progrès, d'ailleurs irrécusables, de la thérapeutique.

La chimie, en effet, ne nous a-t-elle pas donné le fer, le zinc, le mercure, le soufre, l'antimoine, et une foule d'autres préparations minérales ? Dans notre siècle, ne nous a-t-elle pas enri-chi de la découverte du chlore, du brome, du col-lodion, de la glycérine et d'une foule d'éthers dont la médecine fait un usage si journalier et si utile ?

Dans les composés indigestes la chimie ne nous a-t-elle pas fait connaître les éléments actifs, tels que la morphine, l'atropine, le quinquina, la syn-chonine, etc ?

N'est-ce pas la chimie qui nous permet d'aug-menter la puissance des médicaments? n'em-pêche-t-elle pas aussi leur action d'être en quel-que sorte trop fugitive ?

Si un poison existe dans l'économie, ou que

l'action d'un médicament soit devenue nuisible,
n'est-ce pas aux soins de la chimie que le médecin s'en rapportera toujours, pour éliminer ou
neutraliser l'action toxique de la substance
ingérée.

Le rôle de la chimie en thérapeutique ne va-
t-il pas plus loin encore, et ne pouvons-nous pas
avec son aide suivre pas à pas, dans l'intérieur
de l'économie, l'action de la substance médica-
menteuse ?

N'est-ce pas enfin la chimie qui donne la classi-
fication des eaux minérales et nous indique leurs
propriétés en raison même de leur composition ?
Quelle est la personne, en effet, qui oserait nier
aujourd'hui les effets salutaires que telle ou telle
eau minérale a déjà produits dans des cas de maladies même désespérés et devant lesquelles l'ar-
senal de l'officine avait été impuissant? Il ne doit
plus exister de ces incrédules, car, grâce aux
nombreux travaux qui ont été écrits sur cette
matière, le doute n'est plus permis sur l'utilité
des eaux médicamenteuses.

Ce n'est pas seulement dans la chimie que la
thérapeutique a puisé ses éléments de progrès,
mais encore dans la physique, en mettant à
profit les lois de la pesanteur et de l'électricité.
Il n'est pas de lois plus générales en effet que

celles de la pesanteur; c'est à son influence sur nos organes, que se rattache la question de la position du corps dans les maladies.

L'influence de la pesanteur sur la circulation avait déjà, au siècle dernier, fixé, au point de vue physiologique, l'attention de Haller, elle a dans notre siècle, sollicité les travaux d'hommes recommandables, tels que Isidore Bourdon, Piorry, Gerdy, Nélaton, travaux féconds en applications pratiques. Aussi la position a-t-elle été employée au traitement des affections congestives, hémorrhagiques et inflammatoires.

Une conséquence de la pesanteur, la pression atmosphérique mériterait d'être étudiée dans ses rapports avec l'organisme ; il importerait de connaître les modifications physiologiques qui résultent de son augmentation et de sa diminution.

Ce sont également des données physiques qui ont permis de former ces mélanges réfrigérants employés pour produire l'anesthésie locale. C'est encore à la physique qu'on a eu recours pour la cicatrisation des plaies, comme le prouvent les procédés objectifs employés par le professeur Malgaigne, ainsi que les appareils à incubation de M. Jules Guyot.

Dans la même série d'idées, l'étude de l'homme reçoit les plus vives lumières des connaissances physiques ; l'anatomie, en effet, ne retire-t-elle pas des avantages réels des connaissances physiques? n'en est-il pas de même pour la physiologie, l'hygiène, la pathologie? Il est impossible de ne pas répondre par l'affirmative.

S'il est une étude essentiellement physique, c'est bien encore certainement celle de l'anatomie; en effet, l'on n'étudie guère les organes que par l'impression qu'ils font naturellement sur nos sens après qu'on les a mis à découvert; ce sont les apparences extérieures, *physiques*, que l'on explore particulièrement. Ainsi, l'on examine l'étendue, la forme, le volume, la position, les rapports des organes, leur consistance, leur mollesse, leur dureté, leur élasticité, leur couleur, etc., et cela dans les différents âges et les différents sexes. Telle est l'étude de l'anatomie, qui doit être considérée comme une partie de la physique.

La physiologie a des points de contact les plus nombreux et les plus importants avec la physique. Les actes physiologiques de l'organisme sont des phénomènes physiques plus ou moins modifiées par la disposition organique.

Et d'abord, les sens destinés à nous donner connaissance des qualités du corps sont de véritables instruments de physique admirablement disposés par les mains de la nature. La physique ne s'est pas bornée à calculer les phénomènes de la vision ; elle a prodigieusement étendu la puissance visuelle, au moyen de verres arrangés avec art ; il n'est pas de distance, si immense qu'elle soit, qui puisse lui dérober les objets perdus pour la vision ordinaire ; il n'est pas d'objets si ténus, si invisibles qu'on les suppose à l'œil nu, dont, à l'aide de ces instruments, elle n'ait dévoilé l'existence. Elle rend la vision distincte au myope et au presbyte.

Moins avancée et moins précise, sous le rapport de l'acoustique, elle a trouvé cependant le moyen de se rendre compte de la plus part des phénomènes sonores ; elle a mis à profit ses observations et ses découvertes, soit pour nos plaisirs, soit pour notre utilité.

S'il est encore un objet tout physique, ce sont les propriétés tactiles des corps ; c'est par le toucher que nous acquérons la certitude de l'existence de propriétés sur lesquelles la vue ne peut nous donner que des notions douteuses ou probables. Ainsi l'étendue, la consistance des corps ne sont bien jugées que par ce sens.

Si nous jetons un coup d'œil sur les fonctions de la vie organique, nous voyons encore que les agents physiques, ou bien sont une cause principale de leur exercice, ou les modifient puissamment. La digestion, à la vérité, paraît être une fonction purement chimique, puisqu'elle agit sur les mo

lécules intégrantes des aliments et des boissons ;
cependant nous devons tenir compte de l'influence de l'air introduit dans l'estomac, conjointement avec nos substances alimentaires,
solides ou liquides. Mais la respiration ne s'exécute que sur l'air, et sa composition variable a
la plus grande influence sur l'acte respiratoire ;
l'air, en effet, plus ou moins pénétré d'eau, de
vapeurs aqueuses, de calorique et même de lumière, doit agir différemment sur les organes respiratoires et sur le reste de l'organisme.

Des instruments de physique d'une grande
précision nous ont mis à même d'apprécier,
d'une manière rigoureuse, ces diverses qualités
de l'atmosphère ; des baromètres nous font connaître sa pesanteur ; des thermomètres nous
montrent le degré de sa température ; des hy-
gromètres, la quantité d'eau qu'elle contient ;
les électromètres, la quantité d'électricité qui la
pénètre ; des eudiomètres même, sa composition
plus ou moins pure. L'observation ayant prouvé
de quelle manière agissent sur le corps humain
les divers agents physiques, il a été facile de conclure qu'il fallait éviter les influences nuisibles
et rechercher les influences salutaires ; de là est
née l'hygiène, c'est-à-dire l'art de conserver sa
santé en faisant un usage raisonnable des modi-
ficateurs de l'organisme, en exerçant tour à tour

nos organes dans de justes bornes, sans les fati-
guer par des excès, et sans les condamner à un
repos absolu pour lesquels la nature ne les a
point faits.

A la physique nous devons les nombreuses
applications thérapeutiques de l'électricité. Il est
inutile de faire la nomenclature des appareils
qu'elle a fournis, et des maladies dans lesquelles
ils ont été utiles. Ce qu'il y a d'intéressant, c'est
de voir les progrès de la thérapeutique en quelque sorte subordonnés ici à ceux de la physique,
et les cures, obtenues au moyen de l'électricité,
devenant de plus en plus nombreuses et variées
à mesure que cette branche de la physique s'en-
richit de découvertes nouvelles et d'appareils
nouveaux.

La mécanique s'aidant des matériaux que lui
fournit la physique est largement mise à profit
pour la thérapeutique, car la médecine est mécanique dans quelques cas et la chirurgie dans
la presque totalité des moyens qu'elle emploie.
L'intervention chirurgicale, en effet, consiste à
diviser, à extraire et à ajouter. La mécanique a
fourni encore à la chirurgie une multitude d'instruments ingénieux; l'orthopédie en a principalement tiré de grands avantages, etc.

La médecine, ainsi étudiée et basée sur un diagnostic positif, rend dès lors, comme on le voit, un service essentiel à l'humanité. De même que toutes les sciences physiques, de même que tous les autres arts qui s'appuient sur l'observation délicate de la nature, elle tend directement à dissiper tous les fantômes qui fascinent et tourmentent les imaginations.

En accoutumant l'esprit à ne voir dans les faits que les faits eux-mêmes et leurs relations évidentes, elle étouffe dans leur germe beaucoup d'erreurs qui ne sont dues qu'à des habitudes contraires ; elle détruit particulièrement tous les préjugés et certaines superstitions. Dans ce commerce intime avec la nature, la raison contracte une indépendance et l'âme une fermeté qu'on a remarquées dans tous les temps chez les médecins vraiment dignes de ce nom.

CHAPITRE DEUXIÈME.

MALADIES TRAITÉES PAR LES ALCALINS.

Quelles sont les maladies qui sont généralement traitées par
les alcalins? Les affections chroniques de l'estomac, ou
mieux la dyspepsie, les affections chroniques des intestins. — Les affections du foie qui sont susceptibles de
guérison par les eaux de Vichy, telles que l'hyperémie du
foie, l'ictère et coliques hépatiques dépendantes de la
stase biliaire, enfin les calculs biliaires; — Les engorgements de la rate. — Le diabète sucré ou glucosurrhée. —
La gravelle, les calculs urinaires, les coliques néphrétiques et le catarrhe vésical. — La goutte. — Quelques
maladies de la matrice, l'engorgement des ovaires. — La
chlorose.

Dans ce sommaire, j'ai cru devoir énumérer
avant de les décrire les principales affections
contre lesquelles le traitement alcalin et notamment l'emploi de l'eau de Vichy ont produit les
meilleurs résultats.

L'expérience l'a prouvé, et si on lit les différents mémoires ou livres qui ont été publiés depuis quarante ans par les médecins qui se sont
le plus occupés du mode d'action des eaux minérales de Vichy, l'on doit être frappé, autant par
le nombre que par l'historique, des observations

heureuses qui ont été publiées dans ces différents recueils. A mon tour, j'ai voulu, avant de me vouer à cette étude spéciale, rechercher un contrôle pour le traitement dans l'étude approfondie de ces différentes maladies.

Leur description trouvera ici sa place; je ferai grâce cependant à mes lecteurs de tous les détails qui pourraient ne pas être d'à-propos dans ce livre ; ainsi je ne parlerai ni de l'historique, ni de l'étiologie dans ses détails, ni du pronostic, ni de, la marche du mal. Je concentrerai au contraire toute mon attention sur la nature de la maladie, en cherchant à expliquer les divers symptômes de la lésion par l'anatomie pathologique, et j'indiquerai ensuite, d'une manière très-sommaire, les traitements qui ont mérité le plus de confiance pour la guérison des diverses maladies dont il sera ici question.

LES AFFECTIONS CHRONIQUES DE L'ESTOMAC, OU MIEUX DE LA DYPEPSIE.

Tous les auteurs qui se sont occupés du traitement salutaire de ces affections par les eaux de Vichy n'ont jamais omis dans leurs ouvrages le chapitre qui traite d'une manière spéciale des affections soit de l'estomac, soit des intestins. En lisant attentivement ces différents recueils, je me

suis demandé quelles sont les lésions proprement dites qui sous ce titre général peuvent
être indiquées comme aptes à être traitées par
ces eaux minérales.

Évidemment, ce n'est point des hémorrhagies
de l'estomac qu'il pouvait être question, car on
comprendrait difficilement que les eaux de Vichy
pussent arrêter une hémorrhagie si faible qu'elle
soit, même une érosion hémorrhagique. Des traitements bien différents doivent être employés en
pareille occurrence, et certes dans ces cas fâcheux
ce n'est point aux *alcalins* qu'il faudrait penser.
Ce n'est pas non plus contre le rétrécissement de
ce viscère, ni contre son hypertrophie, ni contre
la perforation, soit par une tumeur cancéreuse ou
autres qu'il faut songer à agir; ni même contre
les inflammations diphthéritiques ou celles qui
siégent dans le tissu sous-muqueux.

L'eau de Vichy peut être au contraire salutaire
dans les cas de mauvaises digestions, de gastral-
gies, surtout quand celles-ci sont occasionnées par
la présence de gaz ou de l'air dans l'estomac, par
la présence d'acides dans ce viscère, etc.; en un
mot, contre le symptôme général *dyspepsie*, mot
qui annonce un trouble de la digestion, qui se
présente en dehors de toute modification de structure appréciable de l'estomac. On a beau ranger
en deux catégories les différentes formes de dys-

pepsie produite soit par le fait d'une altération du suc gastrique, soit par le fait d'un affaiblissement des mouvements de l'estomac ayant pour conséquence un mélange incomplet des ingesta avec le suc gastrique; on ne comprend guère la signification spéciale du mot *dyspepsie*.

Dyspepsie signifie difficulté à digérer et voilà tout; par conséquent, pour être vrai, faut-il éliminer tout d'abord les maladies organiques ou autres qui ne peuvent plus être traitées de la même manière. Il faut rechercher plutôt les causes de la vraie dyspepsie, et c'est de cette façon que nous comprendrons mieux le traitement rationnel, soit par l'eau de Vichy ou autres, qu'il faudra employer pour chercher à guérir ou à soulager les malades qui seront atteints d'un trouble dans la fonction digestive.

Les troubles de l'appareil digestif ont éveillé à toutes les époques l'attention des médecins de Vichy, sans doute parce qu'ils frappent les premiers les yeux de tous les médecins dans presque toutes les maladies.

Sous le titre *Maladies chroniques des intestins*, il est encore question, dans les ouvrages généraux précités, de la curabilité de ces affections par l'usage de l'eau minérale de Vichy.

A-t-on voulu parler, comme dans les affections

de l'estomac, de la curabilité par ces eaux, du carcinome, des affections pierreuses, des étranglements internes, des ulcères catarrheux, folliculaires, tuberculeux ou typhiques, etc., de la perforation de l'intestin, de l'étranglement interne ou du rétrécissement du tube digestif? Non, sans doute. Les médecins n'ont pas eu cette pensée ; ils savent trop bien que le traitement de ces diverses lésions comporte d'autres soins à donner au malade, et leur témérité n'aurait pas été plus loin que de conseiller simplement aux malades l'eau de Vichy comme palliatif dans ces mêmes affections.

Les maladies, que l'on appelle chroniques, de l'intestin ne sont autres que le résultat d'une affection propre de l'estomac ; et, pour le cas spécial qui nous regarde, au lieu d'avoir recours au traitement par les *alcalins*, on doit songer à remédier tout d'abord à l'accumulation de matières ou de gaz contenus dans l'intestin, car les douleurs que ces états occasionnent sont le plus souvent accompagnées ou suivies de *borborygmes*, — ce qui indique toujours la présence, dans le tube digestif, de matières ou de gaz.

Pour remédier à l'accumulation de matières dans les intestins, on a recours à l'usage des purgatifs doux et non dangereux, tels que la limonade magnésienne, l'eau de Sedlitz, la rhubarbe, etc., etc.; de plus des frictions vers l'ombilic, qui, dans le cas d'accumulation de matières liquides dans les intestins grêles, réussissent le mieux. Quand, au contraire, les matières liquides distendent le gros intestin, les injections anales avec les corps aqueux, onctueux, huileux, plus ou moins purgatifs, comme le lavement que j'ai adopté tel que voici :

Décoction de graine de lin très-épaisse.   130 gr.
Huile d'olive.   130
Cassonade brune.   140

(Faites un lavement.)

et surtout les douches abondantes dans le rectum, sont d'une extrême utilité.

On désigne, sous le nom de *douches*, des injections dirigées, par un jet plus ou moins large et plus ou moins fort, vers une région extérieure ou dans une partie profonde du corps. L'action qui en résulte est toujours composée : 1° des effets du mouvement imprimé à l'eau ; 2° de la température que celle-ci présente ; 3° pour les organes intérieurs, de l'évacuation qui en est le résultat. Un simple lavement, comme on le sait, est une douche du rectum, un moyen hydrothérapique, et depuis l'injection rectale par un clysopompe, jusqu'au jet d'eau donné dans les établissements de bain, il y a tous les degrés possibles dans la largeur et la forme du courant d'eau.

Les douches rectales qui conviennent simplement dans le cas d'atonie et d'inertie du gros intestin, dans les catarrhes de la vessie et les engorgements de la prostate, consistent en un jet d'eau de Vichy qui se fait à l'aide d'une canule percée d'un seul orifice et qui est fixée au milieu d'une cuvette à bascule, sur laquelle s'assied le malade, qui peut, sans se déranger, laisser écouler l'eau introduite dans l'organe.

Cette douche d'eau minérale peut avoir des avantages réels, en raison même du principe actif que l'eau contient; car, comme l'a écrit fort judicieusement un de mes honorables confrères et intime ami, M. le Dr E. Barbier, de regrettable mémoire :

« ..... Les eaux minérales ne sont pas de l'eau claire; c'est une eau claire qui contient en dissolution des principes minéraux variés et abondants. Ici le bicarbonate de soude dominant dans toutes les sources; puis le fer existant dans chacune d'elles, à l'état de protoxyde de fer, principalement dans la source nouvelle des Célestins, d'Hauterive, de Mesdames et de Lardy. Puis l'arsenic surtout, à l'état d'arséniate de soude, se rencontrant partout, et particulièrement dans la source de Mesdames, ce médicament y existe dans la proportion très-notable de 3 milligrammes par litre. Or, il faut observer que les sources les plus ferrugineuses sont en même temps les plus arsenicales, et de cette coïncidence résulte le plus puissant modificateur dont le praticien puisse disposer contre les maladies chroniques. Le fer uni à l'*arsenic*, ce régulateur du mouvement nutritif, des fonctions circulatoires et assimilatrices, c'est là un des importants éléments qu'il faut envisager dans la thérapeutique thermale, appliquée à la chlorose, à l'anémie, à la gastralgie et aux cachexies diverses.

« Ajoutons que l'ensemble des principes minéraux, dont font encore partie la strontiane, le brome et l'alumine, puis le rubidium et le cœsium, que M. Grandeau a constatés dans ses analyses spectrales ; ajoutons, dis-je, que cet ensemble est associé partout, en plus ou moins grande quantité, à l'acide carbonique (gaz qui assure en quelque sorte l'assimilation des principes précédents, en facilite l'absorption) et à l'hydrogène sulfuré..... »

Que faut-il conclure des considérations anatomo-physiologiques que ce paragraphe contient :

1° Que l'eau de Vichy doit être généralement employée contre le symptôme dyspepsie, en ayant le soin toutefois de rechercher la cause elle-même du symptôme ;

2" Que, dans toutes les affections qu'on dit être chroniques de l'estomac, son usage est indiqué, sinon comme unique curatif, mais bien comme un palliatif très-utile ;

3° Que, dans le cas d'atonie ou d'inertie du gros intestin, les douches minérales ont une importance qui mérite attention.

DES AFFECTIONS DU FOIE QUI SONT SUSCEPTIBLES DE GUÉRISON PAR LES EAUX DE VICHY, TELLES QUE L'HYPERÉMIE DU FOIE ; L'ICTÈRE ET LES COLIQUES HÉPATIQUES DÉPENDANTES DE LA STASE BILIAIRE ; ENFIN LES CALCULS BILIAIRES.

Les eaux de Vichy ont une action incontestable sur les maladies du foie. Mais il ne faut pas croire pourtant que leur action thérapeutique s'étende sur toutes les affections dont cet organe peut être atteint. Ce n'est évidemment pas dans l'hépatite aiguë ou syphilitique, ni dans les dégénérescences de cet organe (foie gras ou lardacé) ni dans le cas de cirrhose, ou d'hydatides du foie, que le traitement par les eaux minérales convient. Ce n'est pas non plus contre l'ascite et l'anasarque, affections qui ne sont réellement que les symptômes d'une maladie organique du foie, qu'il faut rechercher comme moyen efficace l'usage de l'eau de Vichy.

L'expérience nous dissuaderait vite du contraire ; et combien de fois n'a-t-on pas vu des malades atteints de ces différentes lésions organiques venir succomber à Vichy, plutôt que d'obtenir l'effet salutaire de ces eaux auxquels ils s'attendaient? Les médecins doivent donc porter la plus grande attention au diagnostic de ces différentes maladies, ne pas confondre celles qui sont incurables avec les autres qui au contraire sont susceptibles d'une amélioration presque instantanée, comme par exemple dans les cas d'augmentation considérable du volume de cet organe et dans les cas d'ictère et de coliques hépatiques, maladies qui sont dépendantes de la stase biliaire.

Les conditions dans lesquelles se développe l'hypérémie sont dues le plus souvent à des obstacles survenus dans la circulation artérielle et veineuse de cet organe ; dans ce cas les conséquences qui en résultent sont analogues à celles qui ont lieu pour toute autre partie du corps, suite des rétrécissements survenus dans les vaisseaux à sang rouge et à sang noir.

Tout obstacle, quel qu'il soit, à la circulation dans les cavités du cœur ou même dans les poumons, doit être inévitablement suivi de la stase du sang dans le foie ; il faut donc toujours avoir présents à l'esprit ces faits et se rappeler que dans les affections du poumon et du cœur, que de grandes proportions de sang dans les vaisseaux (ce qui en définitive a, par rapport à la circulation hépatique, des résultats de même genre) pourraient être la source d'une congestion et d'une augmentation dans le volume du foie.

La fluxion vers le foie peut naître aussi par le fait d'une pression augmentée du sang sur les parois de la veine porte qui se trouve rétrécie. On doit beaucoup sur ce sujet aux travaux de MM. les professeurs Andral, Bouillaud et Raynaud qui ont cité des observations dans lesquelles les obstacles au cours du [sang dans la veine porte avaient [donné lieu à des hydro-péritonites dont le caractère spécial était de précéder l'œdème des extrémités inférieures, tandis que dans les hydropéritonites dues à une affection du cœur ou à un rétrécissement de la veine cave inférieure, l'hydropisie des membres pelviens préexistait. Soit qu'une phlegmasie ait déterminé la formation de pseudo-méninges dans la veine porte, soit qu'elle ait été le point de départ des adhérences entre les parois contiguës de ce vaissseau, soit encore que des tumeurs développées en dehors de celui-ci aient occasionné une diminution dans le diamètre de ce tronc vasculaire, les effets produits n'en sont pas moins les mêmes consécutivement à cet obstacle à la circulation ; il est évident que le foie doit être altéré dans sa structure. Ici encore il n'est pas impossible que plus d'un cas d'atrophie ou de cirrhose hépathique aient eu en partie pour cause quelque obstacle au cours du sang dans la veine porte. Ce qui est vrai des rétrécissements du tronc principal le serait à coup sûr des grandes divisions de cette veine et même de l'ensemble de ces rameaux ultimes dans le foie ; alors les capillaires de l'organe qui, dans les conditions normales, trouvent un point d'appui dans le parenchyme, se dilatent par suite du relâchement de ce dernier et ne sont plus en état d'opposer le degré de résistance normale au sang qui leur arrive.

La congestion du foie se présente fréquemment dans le cas d'infection du sang par des miasmes et surtout le miasme paludéen. Ce fait existant, les pathologistes lui ont donné plusieurs interprétations : les uns ont pensé que c'était par suite d'un relâchement du parenchyme hépatique que ce phénomène avait lieu ; d'autres ont donné comme cause déterminante la paralysie des fibres musculaires des vaisseaux afférents, ou d'une maladie de texture des parois vasculaires. Mais ces questions sont toujours restées obscures, et le même voile couvre la cause de ces hyperémies qui ont lieu souvent avant les règles ou bien quand ces dernières ne sont pas suffisamment abondantes.

On rencontre encore des hyperémies du foie dues à des stases sanguines. Bien que les veines hépatiques, toujours béantes, soient très-voisines cœur, elles ne peuvent guère être comprimées et leurs stases doivent être fort rares. Si le cours du sang venait cependant à être gêné ou empêché seulement dans quelques-unes des grosses branches de ces veines, alors les portions du foie qui leur correspondent seraient exclusivement le siége de congestions passives et d'intumescence consécutive.

S'il arrivait que, dans l'artère hépatique, la circulation devînt plus active, alors le foie ou quelques-uns des éléments anatomiques qui le composent pourraient diminuer de volume ; mais les rétrécissements de l'artère hépatique ne sont pas connus.

Aux causes de l'hyperémie on peut ajouter encore toutes les maladies organiques du cœur et du péricarde : les maladies du parenchyme pulmonaire qui suppriment l'aspiration du sang dans le thorax, quelquefois les obstructions des voies de l'air, etc.

L'engorgement du foie peut être aussi produit, disons-le en terminant, par la stase biliaire, dont l'ictère et les coliques hépatiques ne sont le plus souvent que les symptômes.

Les conduits de la bile peuvent être en effet rétrécis ou oblitérés par des circonstances organiques qui tiennent à ces conduits eux-mêmes, de ce nombre sont les inflammations, les épaississements, — et aux substances qui se trouvent dans les cavités de ces conduits, de ce nombre, sont les pseudo-méninges, le pus déposé consécutivement à un état phlegmasique, la bile épaissie, dont la concentration peut être telle qu'il en résulte des concrétions comme les calculs biliaires. Du mucus induré peut aussi produire des rétrécissements dans les voies biliaires, ou bien les cavités de ces conduits peuvent être oblitérés d'une manière plus ou moins complète par une tumeur.

Lorsqu'un malade est donc atteint d'ictère, il y a tout lieu de penser qu'un obstacle mécanique existe au cours de la bile. Consécutivement à l'ictère, l'urine, nous le savons, est fortement colorée en jaune rougeâtre, qui, par l'action de l'acide azotique, se change souvent en une nuance brun rougeâtre ou vert-bouteille très-foncé. Les selles deviennent blanchâtres, le teint et les yeux du malade deviennent jaunes. La peau ne présente tantôt qu'une légère nuance jaunâtre, d'autres fois elle est jaune-safran, et même quelquefois elle peut prendre la teinte acajou. La fièvre ne se déclare que sous l'influence des hépatites ou des autres

affections coïncidentes ou consécutives. Nous n'a-
vons nullement l'intention de faire ici la pathogénie entière de l'ictère ; nous avons seulement
voulu signaler en passant les principaux symptômes de cette affection, qui est souvent symptomatique de la présence de calculs biliaires, sur
lesquels l'eau de Vichy a un effet thérapeutique
certain, et qui calme les douleurs hépatiques
auxquelles presque toujours ces calculs donnent
lieu par leur présence.

Ces calculs, qui sont ordinairement ronds ou
ovoïdes, et dont leur surface est tantôt rugueuse ou
couverte d'aspérités, sont presque exclusivement
formés par la cholestérine et ne renferment qu'aux
environs du noyau de faibles quantités de chaux
pigmentée. D'autres fois, cette chaux pigmentée
peut être répartie dans la masse, d'autres fois aussi
la cholestérine alterne avec des couches de cette
seconde substance. Au dire de Lehmann, il est
très-rare de trouver des calculs qui ne contiennent
aucune trace de cholestérine et ne consistent qu'en
une combinaison de pigment biliaire ou de chaux,
ou bien uniquement en carbonate et en phosphate
de chaux. Eh bien, dis-je, ces calculs hépatiques,
quelle que soit leur structure, peuvent être dissous
par les principes chimiques de l'eau de Vichy,
qui, par l'entremise de la bile, apporterait dans la
poche biliaire les matériaux qui sont nécessaires

pour que cette dissolution puisse s'accomplir.

Mais, si, suivant l'opinion de quelques auteurs, le principe minéral de Vichy n'avait aucune action sur les concrétions de cholestérine, opinion que nous n'accepterons toutefois que sous toute réserve, il est probable, comme le pense d'ailleurs mon savant confrère M. Durand-Fardel, que les eaux de Vichy agiraient dans ce cas en accélérant le cours de la bile, en imprimant une activité particulière aux sécrétions hépatiques et en donnant de la tonicité aux organes excréteurs.

Quoi qu'il en soit touchant la valeur réelle de l'une ou de l'autre de ces deux explications, il est de notoriété publique que le traitement thermal de Vichy a une action sur les calculs.

Ablata causa, tollitur effectus, dit le bon sens. Eh bien, l'on comprendra alors facilement que si l'on peut obtenir par le traitement de ces eaux l'expulsion du calcul biliaire, soit en le dissolvant, comme nous l'avons dit, ou en le faisant cheminer au dehors, la colique hépatique, ce symptôme qui surprend les malades par une douleur térébrante ou une sensation de pincement insupportable, partant de l'hypochondre droit, et s'irradiant dans tout l'abdomen, souvent même dans le thorax droit et jusque dans l'épaule droite, disparaîtra.

Grâce à des bains quotidiens, des douches sur la région hépatique, quelques douches ascendantes pour remédier à la constipation, et sept ou huit verrées d'eau par jour prise à la *Grande-Grille*, suffiront pour calmer, au bout d'un mois environ, les contractions spasmodiques des muscles abdominaux chez ces malades qui se lamentent et gémissent en se tordant et se roulant sur leur lit ou par terre.

Pour remédier à l'augmentation du volume du foie, il faut tout d'abord chercher à remédier à la cause occasionnelle qui a pu produire l'hyperémie de cet organe ; et, comme la plupart de ces causes sont déterminées, ainsi que nous l'avons dit, par une lésion matérielle, c'est purement par un examen organique attentif que nous pourrons trouver l'indication causale. Nous insisterons sur ce point spécial dans un des chapitres suivants.

Si, comme cela arrive, la congestion du foie se déclare avant l'arrivée des règles, ou lorsque ces dernières ne se montrent pas au moment où elles sont attendues, une application de sangsues à l'orifice de la matrice ou de ventouses scarifiées à la face interne des cuisses pourront être utiles. Ou bien, on aura recours aux laxatifs, dans le but de désemplir les veines intestinales. Les douches ascendantes et l'usage à l'intérieur de l'eau de Vichy peuvent encore produire chez ces malades des effets merveilleux.

ENGORGEMENTS DE LA RATE.

Les engorgements de la rate coïncident presque toujours avec l'existence d'accès de fièvre. Quelques médecins ont prétendu que ces engorgements *paraissaient être la conséquence de fièvres intermittentes.* M. Piorry enseigne qu'*ils en sont la cause.* Je ne rentrerai pas ici dans les détails d'une telle discussion; mais je crois avoir été suffisamment convaicu par M. Piorry que c'est bien la rate malade qui provoque les accidents fébriles, et, d'après l'opinion même du professeur, « que le sang altéré d'abord par les miasmes des marais, exerce une action sur cet organe qui devient malade et le plus souvent tuméfié; qu'alors ce dernier donne lieu à une névropathie, dite accès fébrile, laquelle se renouvelle d'une manière périodique. » M. Piorry a d'ailleurs démontré par le plessimétrisme et par tous les moyens possibles d'exploration et d'observation :

1° Que la rate saine diminue par l'emploi de la quinine et de l'extrait alcoolique de berberis ; 2° que cet organe malade est dans le même cas ; 3° qu'il est modifié et augmenté de volume avant les accès fébriles et pendant leur durée; 4° que la fièvre persiste tant que la rate est malade; 5° que cette fièvre ne reparaît plus dès que

l'organe splénique est réduit aux quatre centimètres de l'état normal (1).

Mais il arrive souvent qu'on ne peut guère
remédier à l'aide de moyens actifs, tels que le
sulfate de quinine ou autres, à l'augmentation de
volume de la rate ; les malades sont alors atteints
de splénopathies chroniques, se manifestant par
des accès fébriles qui ont lieu de temps en temps.
On s'est bien trouvé, pour combattre dans ces
cas la maladie de la rate, de l'usage des douches, lesquelles ne remédient pas aux miasmes des
marais ; mais bien à l'affection splénique. M. le
Dr Fleury, qui a consacré une partie de sa vie à
l'étude raisonnée de l'hydrothérapie, a publié,
dans son remarquable ouvrage sur ce sujet, des
observations qui prouvent surabondamment que
les fièvres se guérissent par des douches froides.

C'est dans la même série d'idées que nous recommandons les eaux de Vichy ; car ces engorgements de la rate, produits par la fièvre, sont
presque entièrement formés par du sang qui
s'est déposé dans le parenchyme de la rate,
par suite des congestions successives déterminées
par les accès de fièvre, et s'y accumule en se coa-
gulant ; il me semble, comme l'a très-bien expliqué d'ailleurs M. Ch. Petit, dans son ouvrage sur

(1) Voyez le *Traité de plessimétrisme* de M. Piorry.

le *mode d'action des eaux minérales de Vichy*, « que c'est bien le cas d'alcaliser les malades, de les saturer autant que leur état général peut le permettre, afin de rendre au sang coagulé la fluidité qu'il a perdue et de le mettre dans le cas de pouvoir être repris par les vaisseaux et reporté dans la circulation. Je crois, ajoute ce praticien, que ces engorgements guérissent d'autant mieux et d'autant plus vite, que les malades ont pu être alcalisés davantage et qu'ils l'ont été pendant un temps plus long. »

DU DIABÈTE SUCRÉ OU GLUCOSURIE.

L'étiologie de cette maladie commence par me donner raison, sur l'intention que j'ai de ne pas entrer dans les détails oiseux de cette partie du diagnostic, car, sur l'affection spéciale qui nous occupe, il n'y a rien de certain, et l'on ne sait point encore les causes sous l'influence desquelles s'est développé le diabète. Et si l'on dit, par exemple, que le froid humide ou la température brumeuse influent sur son développement, des faits opposés viennent nous prouver surabondamment qu'on a eu le tort de songer à ces causes. De même on doit tenir à peine compte de l'usage immodéré du sucre qu'on a dit être une des causes occasionnelles, de l'usage de cidre ou de vin jeune, des efforts d'intelligence exagérés qu'on a pu faire ; il en est de même pour l'ivresse qui, poussée à un très-haut degré, aurait rendu ceux qui s'y livrent propres à contracter cette maladie.

Ce qu'il y a bien de certain c'est que cette anomalie existe dans l'organisme et que le sang qui circule dans le rein de ces malades renferme du sucre, tandis qu'il n'en contient pas chez les personnes bien portantes.

Comment ce phénomène a-t-il lieu ? Les pathologistes qui se sont le plus occupés de cette maladie ont cherché à s'en rendre compte par des suppositions ou des théories, dont les unes semblent au premier abord séduisantes, et les autres nous paraissent erronées.

Ainsi l'on a cru que le diabète était dû à une *affection du foie*, un trouble dans l'innervation, survenu brusquement dans cet organe, et qu'alors la production de la substance glycogène serait augmentée et que, partant, la transformation de cette substance en sucre aurait lieu. M. Claude Bernard est tellement convaincu que les choses se passent de la sorte, qu'il a écrit dans son livre et répété plusieurs fois dans ces cours au Collége de France : « Si l'on était à même de galvaniser le nerf grand sympathique, ce serait le meilleur traitement du diabète ; » car il pense que dans le diabète sucré ce nerf est affaibli par la suractivité de son antagoniste.

Des faits pathologiques ou des blessures à la tête ont bien donné quelquefois raison à l'opinion de l'illustre physiologiste ; et M. le Dr Fritz a recueilli un assez grand nombre d'observations dans lesquels cas l'innervation centrale avait été modifiée et où par suite le diabète s'était déclaré chez ces mêmes personnes. Mais, quelque confiance que nous puissions avoir dans les faits cliniques, il y a le raisonnement qui vous empêche presque toujours d'y apporter une confiance entière. Peut-on, en effet, en acceptant la théorie de M. Claude Bernard, penser que la quantité d'urine rendue par un malade, laquelle varie entre 500 et 1,500 grammes, serait exclusivement le résultat d'une affection unique du foie, et que la quantité de sang non décomposée par le foie resterait dans la circulation à l'état physiologique ? Il n'est pas croyable que les choses se passent d'une manière aussi simple, et malgré les travaux importants de ce physiologiste, sa théorie ne peut point nous convaincre d'une manière satisfaisante.

D'après M. Mialhe, la maladie diabétique tiendrait à un vice d'assimilation ou de nutrition ; dans ce cas, le sucre, loin de pouvoir servir à l'accomplissement des mutations organiques, agirait comme un corps étranger dont l'économie tendrait sans cesse à se débarrasser.

« L'affection diabétique ne consiste donc pas, comme on l'a avancé jusqu'à moi, ajoute M. Mialhe, en une saccharification stomacale outrée, mais bien en un vice d'assimilation du sucre. La preuve qu'il en est comme je l'avance, c'est que si l'on administre à un diabétique une forte dose de sucre, ce sucre passe en presque totalité dans ses urines, son sang n'ayant pas la proportion d'alcali libre ou carbonaté qui est nécessaire pour en opérer la décomposition, tandis qu'après l'ingestion, d'après un pareil poids de sucre, chez un homme en santé, c'est-à-dire chez un homme ayant le sang suffisamment alcalin, on ne trouve aucune particule de sucre dans ses urines. »

Suivant M. le professeur Bouchardat, ce serait dans l'estomac et sous l'influence d'une cause spéciale que la fécule amylacée se transformerait en éléments saccharés qui seraient ensuite absorbés et reportés par la circulation jusqu'aux reins.

On a fait encore dépendre le diabète d'un *arrêt de la transformation du sucre qui a été absorbé par les vaisseaux sanguins.*

Dupuytren et Thénard attribuaient à un état

particulier des reins, à une perversion de leur action, la présence du sucre dans l'urine. D'après l'opinion de M. Piorry, on n'aurait pas prouvé le moins du monde que cette opinion ne fût pas juste. Selon l'illustre clinicien, les altérations observées sur les cadavres ont presque toujours été en rapport avec des maladies du rein. Dans quelques cas où l'on n'en a pas trouvé, les nécroscopies ont pu être mal faites. D'ailleurs, il est bien facile de savoir, au dire de M. Piorry, si dans ces faits exceptionnels, le rein était altéré ou non. Bien que le plus grand nombre des chimistes n'aient pu extraire du sucre du sang des diabétiques, on ne nie pas pour cela que le sang ne contienne de la matière sucrée.

Or, si le rein n'a pas été toujours reconnu malade, s'ensuit-il de là qu'il ne l'ait pas été ? S'est-on servi, comme le fait remarquer d'ailleurs avec raison M. le professeur Piorry, de l'examen microscopique après la mort pour savoir si, dans les circonstances où l'organe paraissait sain, la substance sécrétante n'était pas altérée dans sa texture ?

Comme l'on voit, tout n'est purement qu'hypothèse, au point de vue de la pathogénie de cette affection, et si le doute existe quand il s'agit d'expliquer la nature du diabète, l'anatomie pathologique n'est guère plus explicite.

Les lésions n'ont été constantes en aucune façon. On a bien trouvé le pancréas atrophié, le foie, au contraire, augmenté de volume ; les poumons des diabétiques ont bien présenté quelquefois des dégénérescences tuberculeuses ; mais ce sont là des lésions pathologiques qui sont sans valeur pour les cliniciens.

Les auteurs ont bien cherché avec raison des données plus positives en examinant plus attentivement, chez le diabétique, le tube digestif, le sang et surtout les reins.

Ainsi les parois de l'estomac ont été trouvées épaissies par suite de l'hypertrophie de la couche musculaire.

Quant au sang, on n'y a pas trouvé trace de sucre ; Rollo aurait vu cependant que chez les diabétiques il se formait plus d'acide oxalique que chez les autres personnes qui n'étaient point atteintes de cette maladie ; mais, comme l'a confirmé le professeur Rayer par le microscope, bien que les globules des diabétiques aient paru être plus rares et que quelques-uns de ces globules aient paru volumineux et décolorés, la moindre trace de sucre n'a pu être constatée.

L'anatomie pathologique du rein lui-même a bien permis à Morgagni et à M. le professeur J. Cloquet de constater la friabilité rénale ; à Mead, que cet organe était strumeux ; à J. Franck et Muller, que les reins étaient atrophiés ; d'autres auteurs ont bien trouvé dans le diabète un engorgement sanguin des veines ou des vaisseaux de ces organes ; mais tout cela n'explique pas que ce doivent être réellement là les circonstances anatomiques qui aient pu donner lieu à la présence du sucre dans l'urine.

Mais si l'anatomie pathologique ne peut nous donner que des renseignements vagues sur la nature du mal, il ne peut en être ainsi pour les symptômes, car l'abondance et le goût douceâtre de l'urine éveillent vite l'attention et conduisent vite à l'analyse chimique ; pour en avoir la certitude, tout le monde connaît les procédés qui sont employés de nos jours. Tantôt l'on emploie l'appareil polarisateur de Soleil-Ventzke ou bien celui de Robiquet, le saccharimètre, comme nous l'avons indiqué dans le chapitre consacré aux moyens physiques qui sont employés en diagnostic.

Un autre procédé pour constater la présence du sucre dans l'urine consiste à précipiter par du sous-acétate de plomb la matière animale de l'urine.

De nos jours, le moyen le plus commode que l'on emploie consiste à mêler à une proportion d'urine suspecte une grande quantité d'une solution de potasse caustique, en y ajoutant ensuite une faible solution de sulfate de cuivre, jusqu'au moment où le précipité qui s'est formé d'abord s'est de nouveau dissous en remuant ; on filtre ce mélange, on chauffe ensuite, et si le liquide contient du sucre, il prend dans ce cas une teinte bleue. Un autre procédé plus simple consiste à chauffer l'urine après y avoir ajouté une solution de potasse ; s'il y a du sucre, le liquide deviendra d'un jaune plus ou moins foncé. Ou bien encore l'on se sert, pour cette analyse, de la liqueur titrée de M. Bareswill, moyen très-simple, et qui est très-souvent usité.

La quantité d'urine rendue dans les vingt-quatre heures est très-considérable : de là le besoin fréquent et irrésistible d'uriner. Comme conséquence de cette sécrétion abondante d'urine, les malades éprouvent une soif on ne peut plus vive, et qu'on a toutes les peines du monde à satisfaire.

Qu'a-t-on fait pour guérir cette maladie, ou du moins pour la rendre supportable ?

Le traitement prescrit par M. Bouchardat, et qui consistait dans la défense absolue des amylacées, est complétement abandonné, car il devenait impossible que les malades pussent se nourrir pendant longtemps d'une manière exclusive de viande, d'huîtres, d'écrevisses, de poissons, de salade et de pains de gluten, que l'honorable professeur a introduits dans la thérapeutique. La prescription de certains médicaments, tels que les préparations ammoniacales, les alcooliques, la présure, la levure de bière, a été réputée, de nos jours, inutile. Il n'en est pas tout à fait de même de l'usage du sucre. M. le professeur Piorry dit s'en être bien trouvé en le donnant à ses malades, en même temps qu'il les mettait à l'abstinence complète des boissons. M. Piorry pense que, lorsque l'on a longtemps privé des malades diabétiques soit de sucre, soit de fécule, et que l'on a donné du gluten, prescrit un régime azoté, etc., et qu'il y a toujours une grande proportion de glucose dans l'urine qui continue à être abondamment excrétée, il est tout à fait conforme à la raison, à l'expérience, de rendre, autant que possible, à l'organisme le sucre qui se perd encore, quelque chose que l'on puisse faire pour l'arrêter.

Dans cette série d'idées, M. Piorry administre par jour, aux diabétiques, une proportion plus que double de sucre que celle que contient l'urine, et constate ensuite par l'analyse l'augmentation ou la diminution qui est survenue sous l'influence de ce traitement. J'ignore jusqu'à un certain point le degré d'efficacité d'un tel traitement ; je m'en rapporte néanmoins aux travaux de l'honorable professeur qui le prescrit. Mais la prescription qui, à mon avis, mérite le plus de confiance, c'est l'usage des carbonates alcalins, comme le prouvent les succès obtenus par l'usage des eaux de Vichy ou de Carlsbad (Allemagne).

LA GRAVELLE, LES CALCULS URINAIRES, LES COLIQUES NÉPHRÉTIQUES ET LE CATARRHE VÉSICAL.

Lorsqu'un homme rend des urines laissant déposer très-promptement un gravier plus ou moins fin, dur et résistant sous le doigt, qu'il éprouve des douleurs vives qui ont leur siége dans la région des lombes, et qui s'accompagnent ordinairement d'un sentiment de chaleur et de pesanteur dans cette partie, et que ces mêmes urines sont rendues avec difficulté, il est probable que cet homme est atteint de gravelle, ou de calculs, affections qui sont très-communes, et que l'on traite à Vichy.

La pathogénie des concrétions lithiques laisse encore un *desideratum*, car nous ne savons, par exemple, pourquoi, dans certaines contrées, les calculs sont beaucoup plus fréquents que dans d'autres, sans qu'on puisse expliquer ces variations par des différences hygiéniques.

La plupart des auteurs regardent bien certaines substances ou certains genres d'alimentation comme des causes prédisposantes et même déterminantes de ces affections; c'est ainsi, par exem-

ple, que le régime azoté déterminerait des concrétions de phosphate de chaux, de phosphate ammoniaco-magnésien, d'oxyde cystique, et surtout
d'acide urique; la nourriture exclusivement vé-
gétale produirait au contraire des concrétions de
carbonate de chaux, et l'usage immodéré de l'o-
seille des concrétions d'oxalate de chaux. On croit
aussi qu'un exercice immodéré, que des sueurs
abondantes, en diminuant la quantité de l'urine,
favorisent la précipitation des sels qu'elle contient et déterminent aussi la formation des calculs. Mais ce ne sont là que des hypothèses plus
ou moins rationnelles.

On sait cependant que la décomposition de
l'urine dans les voies urinaires joue un rôle important dans la formation des calculs urinaires,
et, comme le pensent les auteurs, si une décomposition de ce genre, dont nous pouvons pour-
suivre les dernières phases dans l'urine évacuée,
se produit dans les voies urinaires, des précipités
se forment dans l'intérieur de celles-ci. En cas de
fermentation *acide* de l'urine, dans laquelle le mucus paraît tenir lieu de ferment, transformant en
acide lactique, etc., les matières colorantes et ex-
tractives, ces précipités sont composés d'acide
urique, qui est produit par l'élimination d'un
acide plus puissant. Quand l'urée est transformée en carbonate d'ammoniaque, ces précipités,

qui sont le résultat d'une fermentation alcaline, sont formés par les combinaisons qui se produisent : d'une part, par l'acide urique et le phosphate de magnésie ; de l'autre, par l'ammoniaque. On a, par cette décomposition chimique, des urates d'ammoniaque, des phosphates ammoniaco-magnésiens, et des phosphates de chaux.

Mais ce ne sont pas les seules substances dont les concrétions urinaires peuvent être formées ; bien que celles qui sont précitées se rencontrent le plus fréquemment, les concrétions, comme l'a appris l'analyse chimique, peuvent encore être formées d'oxalates de chaux, de benzoate d'ammoniaque ; on y rencontre encore la silice, le fer, le chlorhydrate d'ammoniaque, l'urée, l'albumine ; on y voit de la gélatine, de la fibrine, des poils, enfin, une foule de principes colorants. Ces diverses substances, il faut le dire, se rencontrent très-inégalement et il est impossible de préciser la fréquence relative de chacune d'elles, car elle varie suivant les pays.

Le volume des concrétions urinaires étant très-variable et le nombre étant plus ou moins considérable, nous ne tiendrons aucun compte pour le traitement des distinctions que l'on a établies, telles que les sables, la gravelle, les graviers et enfin les calculs et les pierres. Mais il importe beaucoup pour le traitement de déterminer par l'analyse chimique quelle est la nature des concrétions.

Que convient-il de faire contre ces produits morbides?

Il faut chercher à favoriser l'issue de ces corps étrangers et chercher à les dissoudre. Quand on aura obtenu ce résultat, on prescrira un régime convenable, pour prévenir bien entendu la formation de concrétions nouvelles.

Ainsi, pour remplir la première indication, il faudra conseiller aux malades l'usage fréquent des bains, et l'usage de boissons gazeuzes, diurétiques et les eaux minérales, telles que les eaux de Contréxeville, de Pougues, de Condillac, de Saint-Alban. A la condition qu'on en prendra une grande quantité par jour, environ 10 ou 12 litres. On comprendra alors facilement qu'une telle quantité d'eau ingérée dans les vingt-quatre heures puisse balayer les calculs, graviers ou sable qui se trouvent sur son passage. Mais dans le cas de diathèse urique, mieux vaut faire usage des eaux de Vals, des eaux alcalines de la Preste, Olette, Molitg et surtout des eaux de Carlsbad ou de Vichy.

Pour aider davantage l'efficacité que l'on attend du traitement thermal, l'on suivra un régime dans lequel les viandes noires telles que le gibier ou autres seront proscrites ; on fera au contraire usage de viandes blanches, de poisson, etc. Ce même régime devra être encore suivi pendant plusieurs mois, même après la dissolution des calculs, si cela a eu lieu. On prendra pour boisson, pendant le traitement comme après, du vin coupé avec de l'eau de Vichy, et quand on sera privé de l'eau thermale ordinaire, on fera usage de l'eau pure, à laquelle on ajoutera 8 à 10 grammes de bicarbonate de soude.

C'est à l'aide de ce traitement qu'on a pu guérir et soulager surtout très-rapidement ces malades qui éprouvaient les symptômes de *coliques néphrétiques*, qui sont déterminées le plus souvent par le déplacement des concrétions urinaires dans les reins et surtout par le passage de ces mêmes corps étrangers dans les uretères. C'est par ces moyens qu'on a débarrassé les malades de cette douleur vive, lancinante, atroce, continue et exacerbante qu'ils éprouvent, douleur qui siége d'ordinaire dans les lombes vers la moitié de cette région, et qui, quelquefois, s'irradie vers les flancs en suivant le trajet des uretères.

Le *catarrhe des voies urinaires* et celui de la vessie en particulier sont en général considérés comme étant une des causes devant produire des calculs. En effet, le mucus pathologique fourni en abondance dans ces cas entraîne la décomposition de

l'urine bien plus rapidement que le produit de
sécrétion normal peu abondant de la muqueuse
des voies urinaires. Ajoutez à cela, comme l'a très-
bien dit le professeur Niemeyer, de Tubingue,
l'explication suivante : «..... Que dans la plupart
des cas, on trouve dans l'intérieur des concrétions
pierreuses, un bouchon muqueux ou de sels cal-
caires, comme résidu du mucus décomposé; on
est donc en droit de supposer que des masses
cohérentes et solides ne se forment dans les voies
urinaires que dans les cas où, à côté des précipités
de l'urine, il se trouve un corps sur lequel ces
précipités puissent se déposer, et en outre un ciment. Toutes les conditions nécessaires pour former des calculs se trouvent réunies dans les catarrhes des voies urinaires : la décomposition de
l'urine fournit les précipités, le mucus sert de
noyau et en même temps de ciment réunissant les
précipités en concrétions solides. Même la composition des calculs dans lesquels une couche périphérique, formée de phosphates, entoure un
noyau composé d'acide urique s'explique facilement d'après la théorie de Scherer. En effet, tant
qu'a duré la fermentation acide de l'urine, il y a
eu précipitation d'acide urique; lorsque au contraire la longue durée du catarrhe, et peut-être
aussi l'aggravation de ce dernier par l'effet de l'irritation que le calcul fait éprouver à la vessie, a

donné lieu à la fermentation alcaline, il s'est précipité des phosphates.... »

Il convient donc de remédier promptement au
catarrhe des voies urinaires, quand celui-ci se déclare. Les phénomènes, l'indication causale étant
prévenus, seront combattus par les soustractions
de sang locales et par les émollients.

Mais ce qui importe surtout dans ces cas, c'est
de diluer l'urine et d'employer à cet effet l'eau minérale de Vichy. C'est précisément en raison de
son efficacité bien constatée dans le cas de catarrhe, qu'un grand nombre de malades viennent
tous les ans faire une *cure* et s'en retournent au
bout de vingt et un jours dans un état satisfaisant, sinon parfait, alors que le tannin, l'essence
de térébenthine, l'eau de goudron, le baume de
copahu, le nitrate d'argent, le sulfate de zinc,
n'avaient pu réussir à guérir le catarrhe.

LA GOUTTE.

La goutte est-elle une diathèse? et, à cet effet,
qu'entend-on par diathèse ? Voici quelle est la
définition la plus accréditée :

La diathèse est une constitution morbide qui
domine l'exercice des fonctions et produit au
même moment ou à des intervalles éloignés,
dans nos tissus et dans nos organes, des altéra-

tions semblables ou diverses ayant une nature identique.

Et pour la diathèse goutteuse, quel est l'esprit de la science? Nous laisserons parler à cet effet l'auteur d'un ouvrage très-estimé et très-remarquable, le *Traité de pathologie générale*, M. le Dr Bouchut : « Nous revenons aujourd'hui, dit M. Bouchut, aux opinions anciennes, un instant délaissées. Après avoir abandonné l'idée d'une diathèse rhumatismale et la goutte comme deux maladies inflammatoires, de nouvelles recherches ont montré, dans l'un et dans l'autre cas, qu'il y avait au-dessus de l'élément inflammatoire, inhérente à ces maladies, une spécificité caractéristique de l'une et de l'autre. La transmission héréditaire du rhumatisme et du podagrisme, leur répétition à plusieurs reprises dans le cours de la vie, la dissémination des lésions anatomiques, leur mobilité, leur siége, il n'en faut pas davantage pour établir l'existence d'une diathèse spéciale, propre à l'une et à l'autre de ces maladies. » Cette explication, bien que savante, ne peut point être acceptée, et si l'on demandait, de nos jours, à un médecin, ce que c'est que la goutte, comme maladie, je le croirais volontiers fort embarrassé pour y répondre, si ce n'est par l'énumération qu'il pourrait faire des symptômes qui se rattachent à cette affection.

Voici quels seraient ces symptômes : inflammation des petites articulations, et particulièrement du gros orteil et des phalanges ; maladie ordinairement héréditaire, durant une grande partie de la vie du malade, et n'étant pas accidentelle, comme le rhumatisme articulaire ; ne survenant guère avant l'âge de 30 ans et seulement chez des sujets habitués à vivre d'une manière succulente, se liant assez souvent à des irritations du tube digestif ; revenant par accès réguliers ou irréguliers, dans lesquels une douleur, plus on moins vive, considérable, s'empare du gros orteil, de la cheville ou du talon, et après une durée plus ou moins longue, se dissipe et laisse une rougeur avec gonflement de la partie affectée. Dans le plus grand nombre de cas, il se forme, à la suite des accès de goutte, des concrétions d'urate de soude et de chaux dans les articulations. Ce sont ces caractères anatomiques que nous étudierons dans le chapitre spécial du diagnostic de cette affection.

Le tableau physiologique et anatomique de l'attaque de goutte, et cela est le plus important de la question, consiste dans de la douleur, de la fièvre et la tumeur que nous venons d'indiquer comme existant dans cette affection.

La douleur qui accompagne un accès de goutte n'a point un caractère unique : elle est plutôt remarquable par sa variété. Tantôt cette douleur s'exerce sous forme d'une tension déchirante, ou, au contraire, d'une combustion, d'une compression énormes ; tantôt le malade ressent comme un coin qui serait enfoncé entre ses os ; d'autres fois c'est comme du feu qui brûle la partie souffrante, ou comme un animal qui la broierait entre ses dents.

Il existe, en outre, disons-nous, des accès, des paroxysmes, et de la fièvre. Ces accès sont communément en tierce, surtout dans les premiers temps de l'attaque ; mais cette fièvre peut ne pas conserver ce type, mais être changée en double-tierce, ou être rendue longue et régulière, sous certaines influences.

Après le premier accès, le pouls n'est pas entièrement calme, ni la langue nette, ni la peau fraîche, ni l'urine débarrassée de sédiment ; ce n'est qu'une rémission remarquable. La fièvre continue d'être rémittente jusque vers le huitième jour, si cette maladie a été traitée convenablement, et dans des circonstances favorables, elle devient presque intermittente. Mais ce qui est fort important de noter, c'est que souvent cette fièvre, suivant l'observation de M. Fleury, prend facilement le caractère des fièvres régnantes.

Stoll fait remarquer qu'après chacun des accès qui composent la fièvre goutteuse, il y a des crises, caractérisées par la moiteur, par l'excrétion d'urines bilieuses avec un résidu briqueté qui se forme, et l'estomac et les intestins sont alors le siége d'une congestion formée d'humeurs.

La tumeur qui se produit sous l'influence de la fièvre goutteuse se résout et disparaît ordinairement par transsudation ; c'est alors que l'épiderme est le siége d'une desquamation, qui elle-même est suivie d'une démangeaison fort désagréable pour le malade.

C'est ordinairement pendant la nuit que la goutte se déclare, mais le moment de son apparition n'est pas toujours constaté ; l'attaque peut surprendre le malade pendant la journée et quelquefois même au moment de son réveil.

Quand les symptômes que nous venons de mentionner sont passés, et que l'attaque a disparu, le retour à la santé est prochain. Il y a tout lieu d'espérer que le retour de l'attaque se fera attendre ; mais il est bon de ne pas trop y compter. Avant tout il importe d'y porter remède et pour cela chercher à la prévenir à l'aide d'un traitement approprié et dont les bases sont l'hygiène et l'emploi des eaux de Vichy.

Il est probable que, dans ces cas, les eaux de Vichy agissent chimiquement dans la goutte en neutralisant l'excès des acides et en aidant aussi à la combustion ; telle était l'opinion de Ch. Petit.

M. Durand-Fardel, que nous avons eu l'occasion de citer souvent dans cet ouvrage et qui est actuellement un de nos praticiens les plus distingués, pense que les eaux de Vichy ont plutôt une action dynamique, réveillent les fonctions digestives, activent les sécrétions et en particulier la sécrétion urinaire, et qu'elles raniment enfin les forces assimilatrices de l'économie. Ces deux opinions sont l'une et l'autre acceptables, et tout en étant de l'avis du célèbre Sydenham, que *la cure radicale et parfaite de la goutte est une chose cachée dans les mystères de la nature*, j'avoue qu'expliquer clairement comment les eaux de Vichy peuvent avoir de bons résultats, complique le problème, et une solution parfaite dans ce cas n'est pas chose possible.

M. le Dr Durand-Fardel ayant entrepris de retracer dans ses *Lettres médicales de Vichy* tout ce qui se rapporte à la pratique de ces eaux, raconte qu'un jour, et c'était dans les premiers temps qu'il exerçait à Vichy, on lui adressa la question suivante : « Consentez-vous à traiter les goutteux par l'eau de Vichy ? »

L'honorable praticien porta dans sa réponse une prudence digne d'éloges et crut mieux faire, au lieu de répondre catégoriquement à la question, de rappeler l'arrêt rendu par l'Académie impériale de médecine consultée pour savoir si les eaux de Vichy ne pouvaient point agir comme perturbatrices sur la constitution goutteuse :

Les faits, quelque importants qu'ils nous parais-sent, ne suffisent pas pour décider une question si dif-ficile et si compliquée ; mais tels qu'ils sont ils per-mettent au moins d'établir que les eaux de Vichy ont été jusqu'ici plutôt utiles que nuisibles.

Si, à mon tour, on me faisait la même question, je répondrais de même, tout en respectant l'opinion contraire dont les principaux arguments sont entièrement basés sur des faits cliniques de la plus haute importance. Il suffit de lire les monographies sérieuses qui ont été écrites sur le traitement de la goutte par les eaux de Vichy pour en être convaincu.

J'espère qu'un plus grand nombre de faits de ce genre se présenteront dans ma pratique, et ces faits me serviront de contrôle pour pouvoir apprécier à leur juste valeur les opinions pour ou contre que mes honorables confrères professent sur le traitement de la goutte par les eaux minérales de Vichy.

Mais, quoi qu'il en soit, l'étiologie nous servira grandement à combattre cette affection, ou du moins à en prévenir le plus possible les attaques.

On devra donc rechercher les causes plus ou moins probantes qui ont pu déterminer la goutte. Si c'est à une alimentation trop succulente et prise

en trop grande abondance que l'on attribuera les
premiers accidents de goutte, il conviendra de
conseiller au malade, en même temps qu'il fera
usage de l'eau de Vichy, de se soumettre à un
régime sévère et on ne pourrait mieux faire en cela
que de lui transcrire tout au long l'exposition
du traitement que Sydenham a fait dans son ouvrage.

« D'abord il est nécessaire d'observer, dit l'illustre
Anglais, une certaine modération dans le boire
et le manger, en sorte que d'un côté on ne
prenne pas plus de nourriture que l'estomac n'en
peut digérer, et que d'un autre côté on ne l'affai-
blisse par trop d'abstinence ; deux extrémités qui
sont également nuisibles, comme je l'ai plus
d'une fois éprouvé, tant sur moi-même que chez
les autres. Quant à la qualité des aliments, quoique en général ceux qui sont faciles à digérer
doivent être préférés aux autres, il faut néanmoins avoir égard au goût des malades; car souvent
une chose indigeste, mais que l'estomac désire fortement, se digérera mieux qu'une autre qui d'elle-
même est plus aisée à digérer, mais que l'estomac
abhorre. Cependant il faut user avec beaucoup de
modération des aliments qui sont d'une digestion
difficile, quoique l'estomac les demande. Au reste,
à l'exception de la viande, on pourra user de tout
à sa fantaisie, pourvu qu'on évite les choses sa-

lées et épicées ; car, quoiqu’elles aident la digestion, elles ne laissent pas d’être nuisibles, en ce
qu’elles mettent en mouvement le levain morbi-
fique. Pour ce qui est des repas, il faut retrancher
le souper et se contenter du dîner, parce que le
temps du sommeil n’est pas propre à la digestion
des aliments ; mais c’est alors que les humeurs
s’alternent et se préparent. En place de souper
on boira quelques verres de petite bière, ou de
quelque autre liqueur équivalente. Cette boisson
est rafraîchissante et en nettoyant les reins empêche la génération de la pierre dans les reins à
quoi les goutteux sont sujets.

« D’un autre côté, dit-il, les liqueurs trop ra-
fraîchissantes ne valent pas mieux, car quoiqu’elles n’excitent pas la douleur, elles achèvent
de ruiner les digestions, éteignent la chaleur
naturelle, et causent même quelquefois la mort,
comme on en a vu arriver à ceux qui ayant bu
du vin avec excès jusqu’à leur vieillesse, l’ont
quitté tout à coup pour ne boire que de l’eau ou
d’autres liqueurs aussi faibles. »

Comme les affections morales tristes peuvent
affaiblir le traitement rationnel que nous indi-
quons, l’illustre médecin anglais ajoute: « La
tranquillité de l’âme est extrêmement nécessaire,
et l’on ne doit rien oublier pour se la procurer,
car les passions, en troublant les esprits qui sont

les instruments des digestions, contribuent beaucoup à augmenter la goutte. Aussi le malade doit surtout éviter avec grand soin la colère et le chagrin, il doit aussi éviter l'excès d'étude et le trop d'application aux choses sérieuses, ce qui épuise les forces et dérange l'économie animale. »

Si Sydenham avait connu le *Vichy actuel*, où le repos, les distractions, la bonne nourriture abondent, il aurait résumé, je crois, sa longue page de traitement par ces deux mots : *Allez à Vichy*, et il ne se serait point trompé.

Si pendant le cours du traitement à Vichy, une attaque de goutte se déclare, que faudra-t-il faire? D'abord ne point saigner, ni administrer des vomitifs, ni purgatifs, parce que ce sont des moyens perturbateurs dans la plupart des cas. Mais si le malade est pléthorique , il faudra avoir recours à la saignée, et si l'embarras gastrique a précédé ou existe pendant l'attaque, on y remédiera à l'aide des éméto-cathartiques.

On calmera les douleurs à l'aide des émollients et on laissera, s'il n'y a point d'indications urgentes, la goutte suivre plutôt sa marche naturelle que d'employer sans raison les médicaments dits narcotiques et antispasmodiques, dont l'usage pourrait avoir quelquefois des dangers sérieux.

DE QUELQUES MALADIES DE MATRICE ET DE L'ENGOR-
GEMENT DES OVAIRES TRAITÉES PAR LES EAUX DE
VICHY.

On ne comprendrait guère les effets du traitement thermal contre les affections qui nous occupent, s'il ne constituait par lui-même une médication générale. Comme telle, l'action des eaux de
Vichy a été réellement salutaire, et un grand
nombre d'observations recueillies par les médecins
de ces eaux viennent rassurer en tout point la
confiance que nous avons nous-même. C'est évidemment en remédiant aux fonctions digestives
et aux forces générales du malade que l'effet du
traitement a lieu. Les digestions longues et difficiles, symptômes si fréquents qui se présentent
chez les femmes atteintes de maladie de matrice,
reprennent sous l'influence de l'eau thermale leur
marche normale, et l'appétit se développe. La
constipation, autre symptôme qui existe dans ce
genre de maladies, cède ordinairement aux douches ascendantes, et celles-ci amènent, dans la plupart des cas, sinon une guérison radicale, du
moins une amélioration très-sensible. Sous l'influence du traitement thermal la physionomie des
malades ne tarde guère à prendre de l'animation ;
l'amaigrissement disparaît dans un temps assez

rapproché, et nous avons acquis dans notre propre pratique la certitude que, sous l'influence de bains de piscine prolongés, les symptômes très-douloureux qu'occasionnaient ces sortes de maladies avaient disparu sous l'influence du traitement que nous recommandons.

Ce n'est pas que nous pensions que l'eau de Vichy puisse avoir une action locale dans les cas de cancer de la matrice, tels que les squirrhes, les encéphaloïdes, les mélanoses, etc. Ces maladies organiques sont réputées incurables, et tout traitement interne ou externe ne peut guère avoir d'action sur elles. Tout au plus parvient-on à calmer les affreuses douleurs qu'éprouvent les malades en employant les moyens hygiéniques, tels que les injections aqueuses faites abondamment et doucement, destinées à laver la cavité du corps de l'utérus des caillots et des liquides qu'il contient; les bains prolongés, et les lavements qui, vidant le rectum, évitent les douloureuses pressions que les matières indurées exercent sur la matrice.

Il en est de même des *abaissements* ou les *déviations* de cet organe. On remédie généralement à cette infirmité ou du moins on soulage la femme en lui faisant porter un instrument de prothèse appelé pessaire; car, dans ces cas, ni les douches ascendantes, ni même les médicaments dits astringents ne réussiraient à rendre aux parois du

canal vaginal leur fermeté et leur étroitesse pre·
mière.

Les ulcérations du col de l'utérus se traitent
généralement par la cautérisation avant d'avoir
recours à l'emploi des eaux, et les médecins ont
observé d'excellents résultats de son action. Ces
cautérisations qui doivent être souvent répétées,
se pratiquent généralement soit à l'aide du crayon
d'azotate d'argent ou d'un pinceau imbibé de
teinture d'iode additionnée avec une quantité pro-
portionnelle d'eau, laquelle sera toujours subor-
donnée à l'étendue et à la profondeur de l'ulcé-
ration elle-même.

Mais c'est principalement contre la congestion
de l'utérus et la métrite que les douches ont produit de bons effets; car celles-ci sont le résultat
ordinairement de la phlegmasie de l'utérus. Les
congestions consistent d'ordinaire en des rou-
geurs, des dilatations des vaisseaux, ayant lieu
sur les surfaces ou dans la profondeur du vagin,
de l'utérus et des ovaires.

Dans le cas de métrite il convient donc plus
que jamais d'avoir recours au traitement thermal.
On peut ainsi heureusement remédier, et cela assez
promptement, aux symptômes qui varient suivant
que le corps de cet organe est enflammé ou bien le
col. Dans le premier cas, les malades éprouvent une
douleur obtuse et gravative de l'hypogastre ; dou-

leur augmentant par la pression et se propageant
aux aines, aux lombes, à la vulve, au périnée et à la
partie supérieure des cuisses, sentiment de pesanteur du rectum, besoin presque constant
d'aller à la garde-robe et d'uriner.

Lorsque c'est le col de l'utérus qui est le siége
de l'inflammation, ce dernier devient dur, tuméfié
et très-douloureux au moindre contact; il est retiré sur lui-même et présente une chaleur plus
vive que dans l'état naturel. Souvent un liquide
roussâtre s'écoule du vagin, après avoir été précédé de coliques et de douleurs dans les lombes.
Lorsque la métrite est chronique, ces différents
symptômes sont moins intenses, et dans la plupart
des cas il s'établit un écoulement vaginal habituel, qui quelquefois est très-fétide.

Ce sont particulièrement les douleurs des ovaires qui ont lieu souvent dans les parties latérales
et inférieures du thorax, particulièrement à gauche, et qui semblent avoir pour siége les nerfs
intercostaux ou lombaires, et qui, en déterminant
ce sentiment pénible ou douloureux qui se propage profondément vers l'épigastre, le médiastin,
le cou en suivant probablement la huitième paire
à l'estomac, à l'œsophage, au pharynx, et se
reproduisent même vers d'autres parties du système nerveux, donnent lieu à ce symptôme si fréquent et si rebelle à tout traitement qu'on appelle

l'hystérie. Mais ces douleurs, on le sait, sont la plupart du temps occasionnées par des tumeurs de mauvaise nature qui se sont développées dans cet organe ou encore par des hydropisies enkystées.

Dans ces différents cas, on a eu peu souvent l'occasion de se louer de l'usage des eaux de Vichy ; mais il n'en a pas été de même quand l'ovaire exempt de toute désorganisation était simplement engorgé ; car dans ces cas, l'action résolutive des eaux de Vichy a produit des résultats excellents. Et dans les cas de tumeurs organiques, soit de l'utérus, soit de l'ovaire, le traitement thermal a souvent donné lieu à la diminution notable de ces produits morbides.

DE LA CHLOROSE OU DES PALES COULEURS.

La plupart des auteurs qui ont écrit *sur la chlorose ou pâles couleurs* ont prétendu que la médication *dissolvante* ou *fluidifiante* des eaux minérales de Vichy pouvait être salutaire aux chlorotiques. M. Petit a écrit dans son ouvrage « qu'il est peu d'affections contre lesquelles les eaux de Vichy aient un effet plus salutaire que contre le chlorose. » M. Durand-Fardel, un des hommes les plus autorisés en cette matière, a écrit que depuis longtemps « il avait été frappé de la manière dont l'anémie symptomatique ou cachectique était heureusement modifiée par les eaux de Vichy. » Mais en même temps, ajoute M. Durand-Fardel, *il nous a paru* que cette médication était non pas inutile, mais moins efficace dans la chlorose pure et simple. » Je n'ai pas, je l'avoue, bien compris cette distinction, et j'aurai soin d'y revenir dans le courant de ce paragraphe. M. Grimaud se prononce d'une manière plus hardie en disant : « S'il est vrai, que, dans la chlorose en particulier, la circulation, la digestion, la nutrition souffrent au point d'altérer la constitution, il sera facile de comprendre que la vitalité imprimée à tous les tissus par l'action puissante des eaux de Vichy soit comme un coup de fouet qui réveille les fonctions languissantes et rétablisse entre elles l'harmonie nécessaire à la santé. »

Ces assertions nous conduisent évidemment à l'étude propre de cette maladie, à l'analyse des divers traitements qui ont été employés pour la combattre. Si réellement l'eau minérale de Vichy est utile dans ces cas particuliers, évidemment l'étude pathologique de cette affection nous l'apprendra.

Sous le nom de chlorose, on a indiqué ces états fâcheux et si fréquents qui entrent, comme éléments morbides principaux, dans cette maladie, tels que la pâleur de la peau, le teint blème des ma-

lades qui se rapproche d'une nuance jaunâtre, etc.
Cette maladie est ordinairement secondaire d'une
autre affection. C'est celle-ci sans doute qu'il convient de découvrir sur le malade avant de songer à la chlorose elle-même. J'appellerai dans ce
cas cette affection secondaire, comme aussi, dans
une autre espèce, la chlorose peut être considérée
comme primitive, et je me plais à croire que cette
dernière distinction que j'établis ici correspond à
celle de mon savant confrère, M. le Dr Durand-
Fardel, qui a distingué dans son livre cette affection en chlorose pure et simple.

La chlorose secondaire peut être en effet le résultat d'une foule d'affections; mais, que celle-ci
soit primitive ou secondaire, elle n'en constitue
pas moins un des éléments les plus importants des
collections d'accidents dites maladies; elle doit
être traitée d'une manière spéciale, et l'on doit
chercher à la combattre quelle que soit d'ailleurs
la cause qui l'entretient. Je crois que ma manière
de voir se concilie ici parfaitement avec les pensées
des solidistes et des humoristes, des partisans de
la localisation et de la généralisation dans les
maladies. Une lésion organique quelle qu'elle
soit peut en effet être portée très-loin et amener
même jusqu'à la désorganisation de l'organe
malade.

Si dans ce cas le sang continue à conserver sa

composition normale, la vie et même un certain degré de santé peuvent se maintenir ; mais, si par contre le sang subit un affaiblissement ou une diminution dans les parties chimiques qui le constituent, la vie languit et le malade meurt. Il convient donc dans ce cas de remédier à cet état organopathique du sang en cherchant par tous les moyens à lui rendre les éléments qu'il a pu perdre.

Dans la chlorose, l'analyse chimique ainsi que la pondération ont donné des résultats dignes d'intérêt. Ainsi l'on a trouvé une diminution dans les globules. MM. Andral et Gavarret ont fait sur ce sujet d'importantes recherches, dont quelques-unes méritent d'être mentionnées.

Chez des malades atteints de diabète, d'albuminurie, d'empoisonnements saturnins, de cancer de l'estomac, de maladies du cœur, la proportion des globules a été de 00,41 à 00,86. Une femme atteinte d'hémorrhagie de l'utérus n'avait même eu dans son sang que 00,21 de globules. D'après M. le professeur Andral, le chiffre le plus bas de l'anémie spontanée aurait été de 00,28 dans des cas extrêmes, tandis que dans 16 cas d'anémie commençante, il était de 0,109. Suivant le même auteur, c'est exclusivement dans la chlorose ou anémie spontanée que l'on voit la déperdition de globules être isolée.

Mais, suivant l'opinion de plusieurs médecins recommandables, à mesure que les globules du sang diminuent, le fer se trouve en moins grande proportion, de telle sorte qu'il y a un rapport direct entre la quantité des uns et celle de l'autre. Fœdish a trouvé que, sur 1,000 parties de sang, la proportion de fer, chez deux femmes saines, avait été de 8,01 et de 9.01, tandis que sur deux femmes chlorotiques, elle avait été seulement de 3,30, et de 5,01 ; il y a donc dans la chlorose une notable diminution de fer. Ces résultats paraissent justes et admissibles. Puisque c'est dans ces globules qu'existent et la matière colorante et le fer, on a eu peut-être le tort d'apprécier la diminution plutôt des globules que celle du fer.

Ainsi, diminution dans la quantité des globules, diminution dans la quantité de fer contenue dans le sang d'un chlorotique, ce sont là les constatations diagnostiques les plus évidentes, et c'est sur ces deux états pathologiques que la thérapeutique a une puissance réelle.

Mais, lorsque la chlorose est consécutive à des lésions organiques, telles qu'un cancer ou tubercules pulmonaires, la diminution du fer et des globules ne sont pas les seuls éléments du sang qui soient affaiblis. Les recherches chimiques nous ont permis de constater encore une diminution dans les proportions de fibrine et d'albumine dans le sang, et d'autres sels. On a trouvé qu'il en était ainsi de l'albumine dans les cas surtout où l'urine contenait une grande quantité de ce principe. Becquerel et M. Rodier admettent même que les quantités de ce principe baissent en général dans les maladies et même dans les phlegmasies où ces proportions sont en raison inverse de celles de la fibrine. Les travaux qui ont été entrepris sur les variations de quantité dont sont susceptibles les sels contenus dans le sang, n'ont pas conduit à des données aussi importantes que celles en rapport avec les proportions d'éléments organiques dont ce liquide est formé. Une des principales raisons de ce fait doit être que les quantités d'hydrochlorate, de sous-carbonate, de phosphate, de sulfate, soit de soude, soit de potasse, ou même de magnésie qu'il peut normalement contenir, sont très-susceptibles de varier, et cela en raison de leur facile absorption, qui correspond à leur parfaite salubrité.

Qu'a-t-on fait pour guérir la chlorose ?

Tout ; — et les divers traitements conseillés en pareils cas ont été on ne peut plus logiques.

On a cherché à combattre d'abord l'affection principale qui avait pu déterminer la chlorose. Quelquefois on a été assez heureux d'y parvenir, mais cela n'a point été la règle générale, car bien qu on ait cherché à guérir la phthisie pulmonaire ou le cancer, on n'y est pas encore parvenu, et le malade, dans ces cas, a plutôt succombé à la cause organique de sa maladie qu'à l'anémie proprement dite, qui n'en était que le symptôme principal.

Quand la chlorose a été consécutive à une perte de sang par hémorrhagie, on a d'abord cherché à arrêter le sang et en refaire à l'aide d'une bonne alimentation.

C'est d'ailleurs l'indication fondamentale qu'il convient de suivre dans le traitement de la chlorose.

Il faut nourrir le malade et choisir parmi les aliments ceux qui sont les plus substantiels. Les quantités données doivent être en rapport avec les fòrces du malade. Si la proportion d'aliments donnée aujourd'hui ne fait pas du mal, il faut en augmenter la quantité les jours suivants et en augmenter aussi de jour en jour les proportions et cela avec la plus grande prudence.

On a bien cherché à donner des médicaments spéciaux et réputés utiles pour guérir la chlorose; on a également choisi parmi les amers et les astringents, les substances qui paraissaient devoir remédier avec succès à cette maladie. Mais, parmi les médicaments proposés contre la chlorose, celui

dont l'emploi est le plus rationnel, c'est le fer.
Il y a donc indication positive à en donner. C'est
dans ce sens qu'on emploie l'eau ferrée préparée,
soit en faisant simplement tremper un fer rouge
dans l'eau, soit en faisant macérer pendant plusieurs heures des fragments de métal, soit en
administrant aux malades les boules de Nancy,
le fer Quevenne, les pillules de Vallet, l'élixir
ferrugineux du Dr Thermes, etc., ou bien encore en recommandant aux malades l'usage des
eaux de Passy, de Forges, qui sont ferrugineuses.

Certaines sources de Vichy, telles que les sources Lardy, de Mesdames, en raison même du fer
qu'elles contiennent, sont surtout indiquées dans
le traitement de la chlorose.

La chlorose se manifeste fréquemment chez les
jeunes filles ou encore chez des jeunes femmes.
C'est sur elles surtout qu'on s'aperçoit promptement des bons effets des eaux de Vichy, bien que
la pâleur des téguments persiste longtemps encore après le traitement par ces eaux. Ordinairement ce n'est le plus souvent que quelques
mois après la cure faite à Vichy que, l'amélioration continuant à faire des progrès, les malades
peuvent juger par la plus grande amélioration de
leur teint, par la cessation des palpitations et de
l'oppression pendant la marche et par le rétablis-

sement plus complet de leurs forces, de tout e bienfait des eaux.

Mais tout d'abord et dans les premiers jours du traitement, l'usage des eaux de Vichy ramène par enchantement l'appétit, et les digestions se font mieux.

CHAPITRE TROISIÈME

Du diagnostic considéré d'une manière générale par rapport aux maladies qui sont traitées à Vichy.

Si la médecine n'est qu'une science de faits, une science entièrement basée sur l'expérience; si c'est de la juste appréciation et de la comparaison de ces faits qu'elle attend son perfectionnement; en un mot, si c'est à l'observation que nous sommes redevables de tout ce qui existe aujourd'hui de positif en anatomie pathologique, en diagnostic et en thérapeutique, de quelle importance ne doit pas être pour nous l'art d'observer!

L'exploration des organes, rendue de plus en plus rigoureuse par le perfectionnement de nos moyens d'investigation, est devenue, nous l'avons vu, depuis ces dernières années, une des causes les plus actives du progrès de l'art.

L'anatomie pathologique, en ne considérant la médecine que sous le rapport des altérations matérielles que les maladies entraînent à leur suite, avait placé la pathologie au niveau des sciences descriptives; l'auscultation, pour ce qui est relatif au diagnostic des affections de poitrine, et la percussion, pour ce qui touche à l'étude de presque tous nos organes, l'ont mise au rang des sciences physiques, j'oserais presque dire des sciences mathématiques.

La science de la médecine actuelle doit donc attendre de l'observation et de l'examen attentif du malade les moyens de soulever le dernier voile dont les maladies sont le plus souvent couvertes.

Si la médecine, comme l'a dit encore Baglivi, est tout entière dans les observations, *ars medica est tota in observationibus*, il est de la plus haute importance de bien observer.

Distinguer une maladie, c'est la reconnaître toutes les fois qu'elle existe, quelle que soit la forme sous laquelle elle se présente ; c'est constater aussi qu'elle n'existe pas, toutes les fois que d'autres maladies se montrent avec des symptômes qui ressemblent aux siens.

Le diagnostic constitue sans contredit le point le plus important de l'histoire des maladies. Sans un diagnostic exact, l'observation la plus scrupuleuse ne conduit qu'à des résultats infidèles, et la thérapeutique ne repose que sur de mauvaises bases.

Le diagnostic peut être envisagé de deux manières différentes : on peut le considérer ou successivement dans chaque maladie, comme cela a été fait dans la description des maladies qui ont été traitées dans le chapitre II de ce livre; ou bien le diagnostic peut être envisagé, abstraction faite des cas particuliers, comme une des branches de la pathologie générale. C'est à ce dernier point de vue que nous allons en traiter ici.

S'il restait à démontrer que l'étude organique l'emporte en résultats féconds sur l'étude des maladies considérées comme unités morbides; s'il fallait encore prouver que le *diagnostic* n'est bien fait qu'à la condition d'un examen rigoureux et physique des organes, que le traitement découle naturellement de cet examen, on ne pourrait mieux choisir qu'en prenant dans le cadre nosologique les maladies diverses de l'estomac appelées *dyspepsies.*

Les phénomènes dyspeptiques ont été interprétés, en effet, et dénommés de façons différentes. *Dyspepsie, bradyspepsie* (Hippocrate), *stomachi resolutio* (Celse), *passio stomachica* (Cœlius Aurelianus), *cardialgie* (Sauvages), etc., etc., sont pour tous autant de symptômes, autant de maladies. La douleur a donné lieu aux mots gastrodynie, gastralgie; la douleur avec syncope a engendré la cardialgie; le pyrosis a trouvé naissance dans la sensation du feu, la flatulence dans les gaz; enfin on a nommé les différentes dépravations de l'appétit : *pica, malacia, boulimia.*

Il faut arriver jusqu'à Cullen pour trouver la dénomination de dyspepsie, créée par Vogel, appliquée à l'ensemble des symptômes si variés des divers troubles des fonctions de l'estomac. Voici comment s'exprime cet auteur :

« Le défaut d'appétit, le dégoût, le vomissement qui suivent quelquefois les distensions subites et passagères de l'estomac, les rapports de différents genres, une chaleur ardente vers le cœur, des douleurs dans la région de l'estomac et la constipation, sont des symptômes qui se rencontrent fréquemment chez la même personne, et que l'on peut, par conséquent, présumer dépendre d'une seule cause ou de deux causes prochaines ; c'est pourquoi on peut les considérer sous ces deux points de vue comme une seule et même maladie, à laquelle nous avons donné le nom de dyspepsie. »

Cullen groupa donc toutes ces maladies et n'en forma qu'une seule.

Plus tard, l'école physiologique, et Broussais en tête, substituent au mot dyspepsie le mot gastrite. Broussais réunit les cas aigus et les cas chroniques et rapporte à cette subdivision le dérangement des fonctions digestives. Les idées de l'illustre professeur du Val-de-Grâce, en faisant jouer un très-grand rôle au tube digestif, montrèrent l'estomac étroitement lié par sympathie à toutes les parties du corps. Mais dans cette doctrine, si le mal était réel, rien n'était plus faux, comme affection spontanée du moins, que le travail phlegmasique de l'estomac.

Les progrès de la science ont fait justice des idées exagérées que l'école du Val-de-Grâce se faisait de l'inflammation et de la gastrite; mais ces idées même consacrent néanmoins cette grande et utile vérité, que les symptômes collectionnés sous le nom de maladies, sont le résultat de lésions et de troubles fonctionnels des organes.

Les médecins qui suivirent Broussais tombèrent dans d'autres exagérations non moins fâcheuses que celles qu'ils reprochent à ce grand homme. Oubliant que la douleur est, en effet, commune à des lésions très-diverses, et qu'elle ne peut être heureusement et radicalement combattue que par des moyens dirigés contre ces lésions, ils considéraient le symptôme douleur comme une maladie à laquelle ils assignèrent une nature nerveuse; la gastralgie remplaça la gastrite; et les narcotiques, les antispasmodiques, employés dans des cas très-différents les uns des autres, n'eurent pas plus de succès que n'en avaient eu les sangsues, la diète et les cataplasmes.

Les hommes les plus sérieux continuèrent à étudier la dyspepsie et la gastrite. Un travail remarquable de M. Louis, sur le ramollissement de l'estomac, éclaira bien des doutes; cet auteur

examina en effet l'estomac de ceux qui avaient
souffert de mauvaises digestions et à la nécrosco-
pie il trouva un ramollissement de la membrane
muqueuse de cet organe.

Hunter, à qui l'on doit les premières recherches
importantes sur ce remarquable sujet, avait déjà
vu que, pendant la digestion, la muqueuse de l'estomac se ramollissait par les acides, de telle sorte
qu'un grand nombre de médecins pensèrent que
la dyspepsie était occasionnée par le ramollissement de l'estomac.

Ce fut vers cette époque que M. le professeur
Piorry, étudiant cette question à un autre point
de vue, observa que le ramollissement de l'estomac avait lieu chez des gens qui avaient été soumis à l'abstinence, et que c'était à la partie déclive
qu'existait le ramollissement de l'estomac. Il vit
que les veines de cet organe étaient alors dilatées,
la muqueuse désorganisée, et que les membranes
musculaires et nervèuses ne tardaient pas à le
devenir. Une telle lésion étant bien constatée, il
fallait y porter remède, et ce fut dans cette intention que l'honorable professeur publia, en 1828
et 1831, son remarquable mémoire *sur l'abstinence
et l'alimentation insuffisante.* Ce travail eut d'heureuses conséquences, car la majorité des médecins
comprirent les dangers qui peuvent résulter de l'abstinence; et, bien que l'école de Broussais comptât

encore à cette époque de nombreux partisans, il fallut bien se soumettre à la raison des faits et s'en rapporter à ce travail judicieux.

Le ramollissement de l'estomac, étudié par Hunter et plus tard par M. Louis, devint dès ce moment une affection moins commune, car on sut mieux établir la différence qui existe entre les phénomènes propres à cette lésion et les autres symptômes pathologiques dépendant d'altérations variées de l'estomac.

Il suffit, je crois, de ce simple aperçu historique pour prouver que, sous le nom de dyspepsie, on avait confondu les souffrances de toutes sortes dont l'estomac peut être le siége et dans lesquelles la digestion est laborieuse.

Ces idées, on ne peut plus justes et vraies, ne purent néanmoins convaincre des hommes du plus grand mérite auxquels la science doit beaucoup. Chomel est de ce nombre, et vers 1855 il publia un travail *ex professo* sur la dyspepsie. Les conclusions de son livre ne sont en rien favorables à la façon dont nous envisageons aujourd'hui les faits; mais si la Providence lui eût permis de vivre quelques années de plus, il aurait eu le regret de voir, comme nous le voyons aujourd'hui, ses doctrines à jamais renversées, et à leur place, des faits mieux étudiés, des déductions logiques, tirées d'observations qui s'appuient sur les moyens physiques employés de nos jours dans l'étude des maladies.

Beau, avant son maître, avait bien cherché, dans un mémoire publié dans les *Archives de médecine* (1845), à réunir sur les dyspepsies beaucoup de matériaux épars et incomplets, à les grouper avec ordre et méthode; mais Beau, malgré sa bonne intention, n'avait pas, faute de contrôle, peut-être assez approfondi les faits cliniques, et ce qu'il appelait dyspepsie, ne paraissait clair à personne.

Pour les auteurs, les dyspepsies ont pour symptômes principaux des digestions laborieuses, difficiles, etc., des douleurs d'estomac qui viennent à se déclarer, des lenteurs dans l'assimilation, des saburres habituelles, des nausées fréquentes et par suite le dépérissement. Les malades sont sans appétit, découragés.

Tel est à peu près le tableau de la dyspepsie considérée dans son ensemble. A la suite de ces symptômes, il survient de l'affaiblissement, suite du défaut de nourriture.

On a réuni encore à cette maladie toutes les perversions de la fonction digestive, boulimie, pica, malacia, etc.

Pour remédier à cette maladie unitaire, on a donné tour à tour le datura, le fer, le vin de quinquina, l'eau de Vichy, etc., etc. Aucun de ces moyens empiriques n'a guéri complétement les malades, parce qu'on n'a fait, à notre avis, qu'étudier, dans la dyspepsie, des collections symptomatiques, au lieu de remonter à la cause qui les produit.

Nous considérons la dyspepsie comme une réunion de symptômes résultant d'états organiques primitifs, aussi variés dans leurs siéges que dans leurs degrés; de là, ces états matériels organiques ou chimiques, le plus souvent appréciables par les sens, quelquefois démontrés ou du moins rendus très-probables par l'induction, et rigoureusement définis.

Ils donnent lieu à des troubles fonctionnels; ils sont susceptibles de fournir des signes physiques qui les font reconnaître, et l'on ne doit s'en occuper qu'autant qu'ils donnent lieu à des indications. Les changements survenus dans la position, la forme, la consistance, l'étendue, le volume, la largeur des organes, les modifications dans la circulation ou dans la structure, les altérations de composition dont le sang est susceptible, etc., constituent ces états anatomiques.

Avant d'indiquer ce qu'il convient de faire contre les douleurs d'estomac et les digestions difficiles, avant d'ordonner l'usage des eaux de Vichy contre les dyspepsies, faut-il du moins déterminer avant tout les caractères principaux des souffrances gastriques.

Comment y arriver? Par le diagnostic spécial et comparatif des maladies de l'estomac; l'anatomie et la physiologie vont nous l'apprendre, il faut remonter aux circonstances physiques, chercher à quelles conditions la digestion peut s'accomplir, à quelles conditions elle se fait bien.

Dire que qu'un organe souffre, cela ne suffit pas; il faut encore dire comment et établir, d'après un diagnostic positif, le genre de ces souffrances. Ce n'est d'ordinaire que par induction qu'on arrive à connaître la maladie et son véritable siége. Chaque lésion s'annonce d'ordinaire par des symptômes ou des signes qui lui sont propres, et que l'on peut rendre plus palpables à l'aide des moyens d'exploration que la science possède, moyens qui varient suivant l'organe malade.

Ainsi dans les cas de *rétrécissement de l'estomac*, le rétrécissement peut avoir son siége au cardia ou au pylore. Comment pourra-t-on le reconnaître? ce sera évidemment à l'aide d'une sonde que l'on cherchera à parvenir dans l'estomac. Si le rétrécissement existe à l'ouverture cardiaque de cet organe, on sentira l'obstacle, et l'on comprendra dès lors pourquoi les aliments sont rejetés quelques secondes après leur déglutition.

La percussion fait trouver que l'estomac ou le tube digestif sont très-sonores; quelquefois cependant ils sont tellement vides et rétractés qu'ils ne contiennent pas de gaz. Du reste, le rétrécissement varie selon les cas; on appréciera , à l'aide de la sonde, la dureté qui correspond à ces affections. Si le rétrécissement, au contraire, est dû à la contraction des fibres musculaires qui entourent comme le ferait un collier, l'ouverture de l'estomac, les phénomènes qui en sont le résultat sont dans ce cas de peu de durée.

Quand le rétrécissement existe au contraire au pylore, les phénomènes sont inverses à ceux du rétrécissement du cardia.

Le malade peut avaler facilement les aliments ; mais ceux-ci séjournent alors dans l'estomac pendant plusieurs heures, voire même pendant plusieurs jours, et ce n'est qu'après ce laps de temps, que ces aliments sont rendus.

La percussion, qui est évidemment dans ce cas le grand moyen physique de diagnostic, nous permet de reconnaître la présence de ces aliments dans ce viscère.

La palpation trouve quelquefois une masse irrégulière qui n'est autre que la tumeur. On comprend facilement que cette tumeur peut se rapprocher plus ou moins du foie, comme aussi s'en écarter.

Ainsi donc, comme on le voit, la science possède des moyens certains de reconnaître le rétrécissement soit cardiaque soit pylorique, et le médecin pourra dès lors prescrire une médication avec connaissance de cause.

On reconnaîtra très-facilement l'augmentation de volume de l'estomac à l'aide de la percussion, qui nous permettra presque toujours de préciser dans ces cas le volume exact de cet organe, son degré de dilatation, et même s'il contient plus ou moins de gaz. Dans quelques cas, à l'occasion d'une secousse imprimée au corps du malade, l'épigastre fait entendre un bruit de flot très-remarquable.

L'estomac peut être le siége de certains troubles nerveux, et alors on a affaire à la maladie désignée sous le nom de gastralgie. Dans ce cas, les malades éprouvent des sensations de déchirement, de tiraillement, de torsion et de chaleur, etc. Ces douleurs peuvent s'étendre vers l'hypochondre ou bien remonter vers l'œsophage et jusqu'à la gorge.

Quelquefois aussi ces douleurs s'étendent vers les espaces intercostaux. Mais les caractères diagnostiques les plus importants sont les *vomissements* qui accompagnent ou suivent des névralgies de la tête, du tronc, des extrémités et surtout de l'utérus.

L'estomac peut manquer d'action nerveuse; on comprendra dès lors facilement que les digestions se fassent mal, par défaut de cette influence nerveuse. Il y a dans ces cas indigestion qui se déclare par des éructations, des vomissements et des phénomènes locaux et généraux de gastropathie, tels que le pyrosis, la boulimie, le pica.

Le ramollissement de l'estomac est souvent remarquable par la persistance des symptômes, *par la continuité des mouvements;* mais ces caractères sont souvent insuffisants pour distinguer le ramollissement d'une souffrance simple de l'estomac. Mais une autre cause peut faire soupçonner le ramollissement : en effet, d'après la durée de la diète qu'aura gardée le malade, on sait très-bien aujourd'hui que l'action prolongée des fluides gastriques sur la membrane muqueuse de l'estomac est une des causes probables de ramollissement.

A quels signes reconnaîtra-t-on la gastrite? Par les douleurs que les malades éprouvent, par des digestions laborieuses, par les symptômes de fièvre, tels que le pouls élevé, les frissons, la chaleur, une soif ardente, etc. Mais c'est le plus souvent en étudiant, sans opinion préconçue, les résultats de l'alimentation qu'on parviendra à reconnaître la gastrite. C'est là évidemment une expérimentation utile pour la thérapeutique.

Les vomissements ou régurgitations d'un sang variable en couleur, rouge, vermeil, s'il provient des artères et qu'il vienne d'être formé, noir s'il provient des veines et qu'il ait longtemps séjourné, nous ferons reconnaître de la manière la plus évidente, l'hématémèse. Mais il faut néanmoins bien s'assurer de la source réelle de l'hémorrhagie et, pour être bien certain que le sang provienne de l'estomac, il faut constater tout d'abord l'absence de signes positifs d'hémorrhagie nasale, buccale, pharyngienne, laryngienne, bronchique ou pulmonaire. Quelquefois ce seront les commémoratifs qui rendront notre diagnostic certain, ceux d'une lésion physique de l'estomac, par exemple : contusions, plaies, corps étrangers avalés, etc. D'autres fois, ce seront les signes antérieurs d'une lésion organique de l'estomac, cancer ou autres, qui nous feront reconnaître la source certaine des hémorrhagies.'

Comme on le voit d'après ce qui précède, le diagnostic spécial et comparatif des maladies de l'estomac nous permettra de découvrir la nature de la gastropathie et partant la cause de la dyspepsie. En raisonnant de cette façon, l'on comprendra la valeur du traitement qui devra se rattacher à la nature propre du mal.

Les moyens physiques qui nous aideront dans la circonstance, seront, en dehors des symptômes fonctionnels, la palpation et la percussion.

Ce dernier moyen surtout sera des plus utiles;

mais encore faut-il savoir s'en servir. Autrefois un tel moyen de diagnostic était totalement inconnu; aujourd'hui il n'en est pas de même, car la percussion est de nos jours une des branches de diagnostic les mieux connues, grâce aux travaux de M. le professeur Piorry, un de mes meilleurs maîtres qui, en raison de sa bienveillance pour moi, a bien voulu m'autoriser, sur ma demande, à transcrire dans mon ouvrage les procédés opératoires de plessimétrisme qu'il emploie, et dont je me servirai à l'occasion du diagnostic spécial des maladies que j'ai décrites et que l'on traite d'ordinaire par les eaux thermales de Vichy.

Sans la percussion médiate, dit l'illustre professeur, on ne peut reconnaître les altérations si diverses et si nombreuses que le viscère gastrique éprouve dans les collections symptomatiques dont la dyspepsie est l'ensemble. Puisque cela est vrai, voici les lignes plessimétriques qu'il est nécessaire de tracer et de suivre pour la médio-percussion.

« La première ligne qu'il convient de suivre pour percuter l'estomac s'étend de l'appendice xyphoïde à la symphyse pubienne. Sur son trajet on trouve le plus souvent, à sa partie la plus élevée, et par la médio-percussion superficielle, la matité résistante propre au foie, et qui s'étend, suivant les cas, plus ou moins inférieurement. En haut de cette ligne, la matité dont il s'agit est même obtenue au moyen du plessimétrisme profondément appliqué, car là se trouve situé l'organe hépatique, à toute profondeur; au contraire, sur les points où la glande biliaire commence à s'amincir, on trouve, en percutant avec force, les caractères plessimétriques propres à l'estomac, caractères qui varient suivant que les matières contenues dans celui-ci sont pâteuses, liquides ou gaziques, ou encore que des tumeurs sclérogaziques (gastro-carciniques ou autres) existent en cet endroit. Ces mêmes résultats deviennent évidents par la médio-percussion superficielle, tout aussitôt que le rebord hépatique cesse de correspondre au point percuté. En général, même alors que la digestion s'accomplit d'une manière presque regulière, la partie de l'estomac située par en haut donne un son gazique, parce que des fluides élastiques s'y trouvent placés sur les autres régions de l'organe, et en descendant dans le pubis, on rencontre, par la *médio-percussion superficielle* et profonde, des impressions soit gaziques, soit hydriques ou malaxiques, et cela suivant la nature des matières contenues dans le viscère gastrique. Plus bas encore, et à une distance plus ou moins grande, suivant le degré de réplétion dont l'estomac est le siége, on rencontre presque toujours (car les scories s'accumulent rarement dans le côlon transverse) un son et un tact gazique ou hypergazique, mais présentant un autre timbre et un autre caractère que celui qui est propre au ventricule, alors même que celui-ci est plein de gaz. Le lieu où cette transition de sensation existe est la limite exacte de l'estomac par en bas, comme le point où l'on commence à constater la présence profonde de la sonorité et de l'élasticité gastrique au-dessous du foie est l'indice précis des points où l'estomac commence à correspondre par en haut.

« Il faut tracer avec le crayon, ou avec l'azotate d'argent, les limitations de l'estomac dont il vient d'ête parlé.

« *La seconde ligne plessimétrique* qu'il faut suivre pour percuter l'estomac est transversale à la première ; elle mérite le nom d'*hépato-splénique*, et passe précisément au milieu de l'espace où l'estomac est limité, en haut et en bas, par les deux marques que l'on a faites. Cette ligne, hépato-splénique, passe, à droite, sur le foie ou sur le côlon ascendant, au milieu, sur le viscère gastrique, à gauche, sur le côlon descendant ou sur la rate, et l'on obtient, sur les divers points de l'étendue de cette seconde ligne, des sensations aphé et accouplessiques en rapport avec les organes dont il vient d'être parlé, et avec les matières qu'il contiennent.

« On doit encore marquer les points de limitation de l'estomac sur le trajet de cette ligne, comme on l'avait fait pour la ligne xypho-pubienne.

« C'est encore de la même façon que l'on doit s'y prendre pour étudier les résultats que la médio-percussion de l'estomac peut donner sur *deux autres lignes rayonnées qui, partant du centre où se réunissent les lignes xypho-pubienne et hépato-splénique*, se portent à égale distance de ces dernières jusque vers la circonférence gastrique.

« Le point où ces lignes rayonnées touchent la circonférence de l'estomac doit être encore indiqué avec une ligne noire.

« Pour avoir alors l'image et la dimension exactes de l'estomac, *il n'y a plus qu'à limiter, par le plessimétrisme, et à dessiner le pourtour de cet organe entre les points où les lignes dont il vient d'être parlé touchent à la surface qui circonscrit le même viscère.*

« Après avoir ainsi dessiné l'estomac dans son ensemble, il convient d'étudier plessimétriquement tous les points de sa surface, et c'est de cette façon que l'on déterminera, par des sensations aphé et acouplessiques, s'il contient des gaz, des liquides, des substances pâteuses, et que l'on constatera quelle est leur proportion respective, ou leur niveau dans l'étendue de l'organe.

C'est encore ainsi que l'on pourra découvrir, par leur matité et par le dessin de leur forme, certaines tumeurs gastriques, et qu'il sera possible de déterminer les rapports existants entre l'estomac et les viscères qui l'entoureront. »

Pour arriver à déterminer d'une manière presque positive les caractères principaux des souffrances gastriques, nous avons dit que l'anatomie et la physiologie nous l'apprendraient. Ce sont là des questions que nous avons déjà traitées ; mais, puisque la dyspepsie est un symptôme si fréquent, et qu'on a étudié de tout temps d'une manière spéciale à Vichy, il convient, je crois, d'indiquer quelles sont les indications essentielles pour que la digestion s'accomplisse ; c'est par ces indications que nous terminerons le paragraphe qui se rattache aux maladies de l'estomac en général et à la dyspepsie en particulier.

Il faut que l'estomac soit intègre ; car on comprend facilement dès lors que, toutes les fois que l'estomac sera ou plus petit ou plus dilaté et large, qu'il sera enflammé ou congestionné, il y aura dyspepsie.

Il faut qu'il y ait un libre passage dans l'estomac et dans le duodénum, car, pour une cause quelconque momentanée ou persistante, si le pylore est rétréci, les aliments sortiront avec peine, et il arrive alors qu'ils séjournent longtemps dans l'estomac ; nouvelle cause de *dyspepsie*. Il est encore certain que, sous l'influence de causes morales, les fibres du pylore pourront se contracter, de là séjour prolongé des aliments amenant les phénomènes ordinaires de la dyspepsie.

Etablissons avant tout ce principe : Pour qu'un organe puisse accomplir ses fonctions, trois conditions sont indispensables.

1° Que la circulation ne soit pas interrompue.

2° Que la respiration ne soit en aucune façon embarrassée.

3° Que l'action nerveuse puisse s'opérer.

Appliquant cette grande idée qui appartient tout entière à Bichat par ce qui est des cas généraux, à l'étude de l'appareil digestif en particulier, nous voyons qu'il est indispensable, pour que la digestion ne soit pas troublée, que le sang arrive à l'estomac, c'est-à-dire que dans son cours il ne trouve aucun obstacle dans les vaisseaux qui le portent à cet organe.

Ces vaisseaux, comme on le sait, sont d'une part l'artère et la veine coronaires stomachiques ; de l'autre, les artères et les veines gastro-épiploïques droite et gauche ; or, on comprend que, si le tissu du foie ou de la rate vient à se dilater ou à se rétrécir par une cause quelconque, les artères qui s'y rendent pourront, le sang étant modifié dans sa marche, se modifier elles-mêmes dans leur structure; de là altération de circulation, nouvelle cause de dyspepsie.

Il peut arriver, sans qu'il existe aucun obstacle dans les vaisseaux, que la circulation ne soit pas active, ou bien à cause d'une affection du cœur, ou bien parce qu'une tumeur comprime les vaisseaux, ou bien lorsqu'une lésion organique les a ou dilatées, ou rétrécies ; les sécrétions dans ce cas sont languissantes, le suc gastrique produit peut n'être plus suffisant : dyspepsie.

S'il y a des stases sanguines, comme cela se remarque souvent chez les gens hyperémiques, ou chez ceux qui présentent une dilatation du cœur, il surviendra également des troubles dans les fonctions nutritives auxquels il sera quelquefois difficile de porter remède.

Pour résumer, tout obstacle physique intervenu dans la circulation peut amener la dyspepsie.

Mais d'autres causes, se rapportant au sang lui-même, peuvent déterminer des troubles fonctionnels de l'estomac : ainsi une diminution dans sa quantité relative, une diminution de ses principes constitutifs (hyperémie et hydrémie), une altération profonde dans sa composition. C'est en raison même de ces faits d'observation que l'on peut s'expliquer comment, dans la convalescence des fièvres graves, les malades deviennent dyspeptiques, et qu'au début des maladies septicémi-

ques, ils perdent l'appétit, ont des vomissements
fréquents et des digestions on ne peut plus laborieuses.

Une seconde condition pour qu'un organe
puisse accomplir sa fonction, avons-nous dit, est
que la respiration ne soit en aucune façon troublée. Tout trouble survenant dans cette dernière
fonction se traduira encore à l'estomac par la
dyspepsie.

Si l'air, en effet, arrive avec difficulté dans les
poumons, le sang ne sera pas aussi bien oxygéné,
et celui qui arrive à l'estomac n'y détermine pas
les mêmes effets de sécrétion que s'il était bien
hématosé. A l'appui de ce raisonnement, l'observation de chaque jour ne nous donnera-t-elle pas
raison? Combien de fois n'avons-nous pas vu que
des hommes renfermés dans un milieu où l'oxy-
génation se faisait mal, se sont tout à coup sentis
pris d'indigestion? Supposons de plus que ces
mêmes personnes, par des motifs de travail, soient
obligées de séjourner tous les jours pendant de
longues heures dans ce même endroit mal aéré,
ne se trouveront-elles pas à longues atteintes de
dyspepsie?

Il faudrait franchement avoir peu de bon sens
si l'on n'envisageait pas ces faits de la même manière, si l'on se refusait à admettre que la cause
de la dyspepsie est dans ce cas l'aération insuffi-

sante. Voilà donc incontestablement un genre de plus à ajouter à cette dyspepsie, considérée comme maladie unitaire.

On sait que presque toutes les fonctions sont sous l'influence du système nerveux ganglionnaire, médullaire et cérébral; aussi, pour que la digestion s'accomplisse avec régularité, il faut que l'innervation elle-même ait lieu régulièrement.

Or les nerfs qui règlent les fonctions digestives sont :

Les nerfs ganglionnaires du grand sympathique, le cerveau et surtout dans le cas qui nous occupe, la huitième paire (pneumogastrique).

Nous allons profiter des connaissances acquises en physiologie pour donner à chacun de ces nerfs la part qui lui revient dans les fonctions digestives.

L'action du pneumogastrique est surtout à observer; car le spinal, dans les cas qui nous occupent, ne paraît agir que dans la déglutition (Claude Bernard).

Le pneumogastrique donc, envoyant par sa branche pharyngienne des rameaux aux muscles du pharynx, contribue d'abord à la déglutition; pour observer ce fait d'une manière palpable, il faudrait remonter profondément pour couper ce nerf sous la mâchoire, au-dessus de la branche pharyngienne. Mais le spinal paraît mieux que celui-ci contracter les muscles du pharynx.

La section du nerf pneumogastrique au cou suspend l'influence mécanique de l'estomac sur la digestion ; la masse alimententaire n'est plus promenée dans cet organe. Si on retire cette masse de l'estomac d'un animal dont les nerfs pneumogastriques ont été coupés, on trouve sa surface en partie chymifiée, mais le centre est à peu près intact.

Cette action ne paraît pas se borner à des phénomènes mécaniques ; sur des chiens à fistule gastrique, on peut constater que la quantité du suc gastrique est diminuée après la suture des pneumogastriques. La réaction acide de ce suc tantôt persiste, tantôt disparaît. M. Schiff, qui a pratiqué un grand nombre de fois cette section, a constaté que la neutralité de la sécrétion gastrique coïncide avec la gêne apportée par la section de ces nerfs dans les phénomènes respiratoires, gêne qui n'est pas la même pour tous les animaux.

N'est-ce pas là encore une preuve de sympathie qui unit l'estomac avec les voies respiratoires ?

Les aliments, réduits en bouillie et introduits à petites doses, sont généralement digérés et peuvent encore servir à la réparation, dans l'estomac des animaux dont les nerfs pneumogastriques ont été coupés.

L'absorption n'est pas suspendue; la sécrétion ne l'est pas non plus. Le premier fait a été prouvé en liant le pylore et en injectant des poisons dans l'estomac des animaux dont on a lié les pneumo-gastriques. L'intoxication a lieu.

M. Priscus a pratiqué la section des pneumo-gastriques sous le diaphragme près de l'estomac; alors il a pu constater que, si on fait avaler du lait et qu'on ouvre vingt-quatre heures après, on trouve : 1° le lait non coagulé, 2° le liquide sto-macal alcalin, 3° la muqueuse fortement hyperé-miée avec des hémorrhagies interstitielles.

Ce triple résultat a été constant.

Or, dans ces expériences, M. Priscus avait coupé, en même temps que les pneumogastriques, des ra-meaux du grand sympathique qui y sont accolés.

Les expériences du même auteur sur les por-tions viscérales du grand sympathique, que nous allons citer, confirment cette manière de voir.

Enfin le grand sympathique, dans le cas qui nous occupe, paraît influer non-seulement sur la quantité, mais encore sur la qualité des sécré-tions.

L'expérience précitée à propos du pneumo-gastrique montre que ce nerf, coupé au cou, n'empêche pas complétement la séorction de se faire et n'est pas incompatible avec les réactions acides du suc gastrique, tandis que la section des filets du grand sympathique entraîne l'alcalinité du suc gastrique et, par conséquent, la dyspepsie.

De sorte qu'on peut dire, avec beaucoup de vraisemblance, que le pneumogastrique agit sur l'élément musculaire, et le grand sympathique sur l'élément glandulo-vasculaire de l'estomac.

Tout le monde connaît d'ailleurs les expériences de M. Cl. Bernard, d'après lesquelles le grand sympathique est démontré exercer son influence surtout comme régulateur du diamètre des vaisseaux. Si on extirpe sur des chiens les ganglions semi-lunaires et le plexus solaire, on constate que la muqueuse de l'estomac est fortement injectée et que cette ablation entraîne même des épanchements sanguins.

C'est par l'intermédiaire des filets (vaso-moteurs) qu'il répand sur la longueur des vaisseaux que le grand sympathique agit vraisemblablement sur les sécrétions, pour les augmenter ou les diminuer.

Les causes de la dyspepsie, comme on le voit, sont très-nombreuses, et bien que nous ne les étudiions pas toutes, ce qui pourrait nous éloigner de notre but, cependant nous mentionnerons, en terminant, une dernière cause fréquente et souvent très-mal reconnue de la dyspepsie. C'est quand les

aliments ne peuvent être broyés et parviennen t
ainsi en masses sèches, mal insalivées, dans l'estomac. De là, nécessité d'une grande affluence de
suc gastrique, action incomplète de ce liquide :
dyspepsie.

Le diagnostic spécial des maladies de l'intestin comprend l'étude comparative de plusieurs
affections dont la plupart d'entre elles évidemment ne peuvent être traitées à Vichy. C'est ordinairement contre la constipation que les douches
ascendantes ont une action réelle pour débarrasser promptement les fèces, les gaz et les liquides.
On s'assurera de la distension des intestins par
l'inspection et la mensuration qui font découvrir
l'augmentation de volume du ventre. La percussion qui permet de distinguer dans quelles proportions les matières sont accumulées, la palpation du rectum qui fait connaître l'accumulation
des fèces, etc., sont les principaux moyens à l'aide
desquels on peut diagnostiquer les diverses espèces de dilatation des intestins.

L'écoulement de sang par l'intestin se manifeste ordinairement par les selles colorées d'un
sang plus ou moins rouge ou noir, suivant le
temps que ce liquide aura séjourné dans le
tube digestif. Il n'est pas toujours aisé de reconnaître la source de l'hémorrhagie, à savoir si l'é-

coulement de sang provient de l'estomac ou des intestins. Les caractères suivants peuvent éclairer le diagnostic : une tumeur vers la région ombilicale, les signes préalables d'une lésion organique de l'estomac, une matité marquée de l'espace occupé par ce viscère, portent à croire à une hémorrhagie de l'estomac.

Le point culminant dans ces cas, c'est celui de reconnaître le lieu où l'hémorrhagie a son siége. Le sang accumulé dans ces organes donne ordinairement lieu à de la matité. Si l'hémorrhagie a son siége dans les gros intestins, la matité se trouve dans les régions droites et gauches, et quelquefois dans les côlons ascendants et descendants.

Les resserrements de l'intestin ne sont pas en général difficiles à reconnaître ; ils sont toujours la conséquence de lésions organiques, telles que des tumeurs développées autour de l'intestin, d'adhérences, de compression extérieure, d'engorgement inflammatoire, d'épaississement des parois par un carcinome, par des tubercules, etc. Les rétrécissements des intestins peuvent enfin avoir pour cause une invagination ou une hernie.

Dans les rétrécissements des intestins, il existe deux symptômes pathognonomiques de la plus haute importance : le hoquet et les vomissements répétés, d'abord de liquides muqueux ou bileux, et plus tard de matières dont l'odeur et l'apparence rappellent les matières fécales. La percussion, dans ce cas, nous vient encore en aide, car elle permet de constater la présence des matières et des liquides qui se trouvent au niveau du rétrécissement.

Il existe certaines formes d'entérite dont il est on ne peut plus facile de reconnaître la nature. Ainsi, dans l'*entérite épidémique*, les circonstances antécédentes et concomitantes seront d'un grand prix pour permettre de reconnaître la nature du mal.

On comprendra avec quelle facilité l'on reconnaîtra les entérites qui sont produites par l'action d'un poison ; l'invasion subite du poison, certains phénomènes coïncidants en rapport avec l'action spéciale de telle ou telle substance (troubles fonctionnels dans les voies urinaires, à la suite de cantharides par exemple), et surtout la présence dans les selles et dans les matières vomies de la substance délétère trouvée par l'analyse chimique, feront vite reconnaître la cause qui aura produit l'entérite.

Quelquefois il arrive que l'inflammation de l'intestin peut être la conséquence de la résorption du pus, circonstances commémoratives de foyers de suppuration ; c'est ce qui a lieu dans certaines affections, telles que le ramollissement des tubercules, une pneumonie au troisième degré.

On reconnaîtra en général l'affection qui nous occupe par son mode d'invasion généralement annoncé par des frissons, des saignements de nez, des sudamina, des pétéchies, des symptômes généraux graves qui ne correspondent pas à l'intensité des phénomènes locaux, un état de mollesse et un caractère spécial du pouls, un sang dont le caillot est mou, et en général peu plastique, une diarrhée accompagnée de la présence de matières, une tendance marquée à la pneumonie par hypostase ou à la gangrène. A ces caractères, il faut joindre, comme symptômes propres à faire reconnaître l'affection, la stupeur, la typhomanie, les soubresauts des tendons.

Evidemment, ce n'est pas pour une affection aussi grave que celle-là qu'on ira à Vichy. Et on n'aurait pas sans doute l'idée d'y aller aussi, s'il s'agit de l'*inflammation* aiguë de l'intestin. On cherchera au contraire à combattre à l'aide des émollients les douleurs inflammatoires de l'intestin, douleurs qui augmentent le plus souvent par la pression et que l'on exaspère par le moindre toucher.

Il n'en sera pas de même dans les cas d'*entérite chronique*, où il existe des alternatives fréquentes de constipation opiniâtre et de dévoiement. Cet état est souvent produit par des hémorrhoïdes ou par des lésions de l'anus.

L'entéralgie se reconnaîtra généralement par le retour périodique des accidents, par une intensité extrême des douleurs du ventre, par le moindre attouchement; enfin l'absence de troubles circulatoires ou d'accidents généraux graves peut faire reconnaître l'entéralgie.

Quant aux *causes*, on devra tenir un grand compte des circonstances commémoratives d'affections carcinomateuses, développées dans certains organes, tels que le sein, l'utérus, le testicule par exemple, en même temps que l'on reconnaîtra la présence de tumeurs inégales, bosselées, dures, ordinairement douloureuses, existant sur le trajet des intestins et offrant ordinairement de la mobilité.

DIAGNOSTIC DES MALADIES DU FOIE.

Les maladies du foie que l'on traite à Vichy et que nous avons décrites dans l'article *Pathogénie des affections que l'on traite par les eaux thermales*, sont l'augmentation du volume du foie, l'ictère et les coliques hépatiques.

Voyons d'abord quel est le diagnostic spécial de ces affections, et nous chercherons ensuite à établir les symptômes qui sont particuliers aux autres maladies dont cet organe peut être affecté.

Les signes pathognomoniques de l'augmentation du volume du foie sont les suivants :

Celui-ci refoule les poumons par en haut et il arrive quelquefois que cet organe n'est distant de la clavicule que de quelques centimètres à peine. Quand l'augmentation de volume n'est pas due à une congestion, le foie ne diminue pas ou diminue peu sous l'influence des saignées. Le lendemain de l'évacuation sanguine la plus abondante, il est presque aussi gros que la veille. Il peut bien se faire que le foie ne soit pas hypertrophié uniformément dans toute son étendue ; tantôt c'est le lobe gauche, d'autres fois c'est le lobe droit qui est congestionné.

Le foie peut bien encore être augmenté de volume par la présence d'une tumeur cancéreuse ou autre : qui sera reconnaissable ou par la palpation, ou par la percussion. Tantôt on trouvera des inégalités, des bosselures sur la surface de l'organe, et quand cela existe, les commémoratifs, l'état général du malade, son âge, feront reconnaître le cancer. Mais ce ne sont pas là les seules causes organiques qui peuvent déterminer l'augmentation de volume du foie ; il peut être hypertrophié par suite de la présence de tubercules, produits morbides qui seront soupçonnés quand le malade présentera les symptômes de la phthisie pulmonaire, tels que la toux, l'expectoration de crachats épais, visqueux, jaunes, verdâtres, etc., quand il y aura de l'amaigrissement progressif, enfin lorsque des abcès froids surviendront dans le foie.

Les signes des *calculs biliaires* sont fournis par la palpation qui permet de trouver, sur le lieu occupé par la vésicule biliaire, la sensation de corps solides, arrondis ou inégaux, glissant les uns sur les autres, ou présentant des aspérités, des angles saillants et un volume variable, jamais très-considérable. Mais c'est d'ordinaire lorsque ces calculs se trouvent dans la vésicule que l'on peut seulement reconnaître leur présence; et nous ne croyons pas que l'on puisse les reconnaître par la palpation, quand ceux-ci se trouvent engagés dans les conduits cholédoque et hépatique. Les signes qu'ils causent, tels que l'ictère, les douleurs hépatiques et enfin la décoloration grisâtre des matières, nous les feront mieux connaître.

Le canal cholédoque peut être enflammé ou oblitéré. La phlegmasie ne peut être soupçonnnée que, lorsqu'à la suite des symptômes d'une duodénite, surviennent l'ictère, les souffrances du foie et enfin la dilatation de la vésicule biliaire qui peut elle-même s'enflammer consécutivement.

L'oblitération peut dépendre de la présence de calculs dans ce conduit, ou être occasionnée par une tumeur carcinomateuse; ce sont les commémoratifs qui nous l'apprendront. Si quelques branches du conduit hépatique sont seules oblitérées, il y a ictère et hypertrophie partielle de quelques-unes des parties du foie, lenteur, difficulté pénibles dans la digestion, enfin, décoloration des matières.

Lorsque la maladie aura tendance à la guérison, et que l'obstacle qui empêchait le cours de la bile n'existera plus, l'évacuation de quelques calculs et celle d'une grande quantité de bile en peu de temps nous avertiront.

D'après les observations recueillies dans la clinique médicale de M. le professeur Andral, l'hémorrhagie hépatique, bien que rare, aurait eu lieu cependant; mais il est probable que le diagnostic sera chose difficile. Cependant, s'il survenait fréquemment une énorme augmentation de volume du foie, si sur les points occupés par le foie, on sentait de la fluctuation, et qu'il se manifestât chez le malade des symptômes d'hémorrhagie interne, on pourrait peut-être, dans ce cas, concevoir de fortes présomptions sur l'existence de l'hémorrhagie hépatique.

L'hépatite chronique est ordinairement entretenue par une altération organique profonde, telle que des altérations de texture dans les granulations sécrétoires, des tumeurs cancéreuses,

des tubercules, ou encore des tubercules biliaires qui peuvent entretenir le mal. Et en
même temps que l'hépatite chronique existe, les
malades éprouvent de la diarrhée en rapport avec
les souffrances de l'estomac ou des intestins.
Consécutivement aux troubles que les digestions
occasionnent, il en résulte de l'amaigrissement
chez les malades qui rendent en même temps des
selles de bile altérée.

Dans l'hépatite, on rencontre la plupart des
symptômes qui appartiennent en propre aux
phlegmasies : gênes, troubles de la respiration et
de la circulation ; le pouls est plein, fort et développé, rarement fréquent. Sous l'influence de
l'inflammation, le foie, en général, a acquis du
volume, pas dans toute sa totalité, mais dans les
endroits où la phlegmasie existe.

La douleur que les malades éprouvent dans ces
cas est en général plus ou moins vive ; elle consiste dans des battements, des élancements et une
grande sensibilité à la pression. C'est surtout vers
l'épigastre et sur les points où les côtes ne recou-
vrent point le foie que la douleur est plus prononcée.

L'hépatite, si elle n'est point arrêtée dans sa
marche, en arrive à la suppuration ; c'est alors
que se manifestent ces abcès que l'on découvre
par la percussion et que l'on rencontre ordinaire-

ment à la face inférieure du foie, soit sur l'hypochondre, soit même aux lombes; ces abcès ont
pour caractère la tumeur et la fluctuation à leur
centre. A l'inflammation du foie, se joignent le
plus souvent les symptômes de l'hémite qui
varient suivant le degré d'inflammation. La jaunisse ou ictère ne se manifeste d'ordinaire que
dans les cas où il existe un obstacle au cours de la
bile.

Dans l'hépatite enfin, comme dans bien d'autres
maladies, les commémoratifs viennent en aide
au praticien; les violences extérieures portées sur
les côtés, des chutes d'un lieu élevé, des coups
sur la tête seront des symptômes qui feront facilement reconnaître l'hépatite.

On comprend dès lors l'importance du plessimétrisme du foie; le procédé opératoire doit
être pratiqué dans les directions suivantes :

D'abord en avant : Le malade sera couché
sur le dos, et la tête soutenue par un oreiller;
les extrémités inférieures seront relevées et les
muscles abdominaux relâchés (circonstance très-
importante et que l'on obtient en faisant pratiquer à la personne explorée un soupir pro-
fond); alors le plessimètre, d'ailleurs bien
maintenu, et le doigt qui donne le choc, seront
dirigés successivement suivant les lignes que
voici.

1° Une ligne verticale qui, partant du milieu de la clavicule droite, passe sur le mamelon et s'étend perpendiculairement jusqu'au rebord iliaque ; 2° une ligne verticale aussi qui, suivant la direction de la ligne médiane, part du milieu de l'espace interclaviculaire et descend jusqu'à la symphyse pubienne ; 3° une ligne encore verticale qui de l'apophyse coracoïde tombe à droite sur l'épine iliaque antérieure et supérieure ; 4° une ligne transversale, droite et perpendiculaire aux précédentes qui, partant du milieu de l'espace où l'on a rencontré et limité le foie, s'étend de la colonne vertébrale à l'épigastre et au côté gauche.

Ensuite sur le côté : le malade est couché longitudinalement sur la partie gauche du corps ; le bras droit est élevé et appuyé sur la tête ; les muscles sont tenus dans le relâchement ; alors on suivra en percutant : 1° la ligne déjà indiquée qui, partant de l'apophyse coracoïde, tombe sur l'épine iliaque droite ; 2° une autre ligne verticale qui s'étend du sommet de l'aisselle jusqu'à la crête iliaque ; 3° une ligne aussi verticale qui, du rebord postérieur de l'espace axiliaire, vient aussi se porter sur la crête iliaque ; 4° une ligne transversale qui n'est que la continuation de la ligne transversale indiquée plus haut.

En arrière : le malade est couché sur le ventre,

et on a soin qu'il ne contracte pas ses muscles
dorsaux ; on dirige alors le plessimètre et la percussion ainsi qu'il suit : 1° selon la ligne qui correspond au bord postérieur de l'aisselle et tombe
sur la crête iliaque ; 2" on percutera toute
l'étendue d'une autre ligne verticale, qui descend
en arrière du milieu de l'espace situé entre le
bord interne du scapulum et le rachis, et parvient
jusqu'au rebord iliaque ; 3° suivant une ligne
verticale, ligne qui indiquera la direction que le
plessimètre devra parcourir ; 4° on percutera enfin
en suivant la ligne transversale que l'on avait
parcourue en avant et sur le côté droit.

En suivant dans le plessimétrisme du foie toute
l'étendue des lignes verticales antérieures latérales et postérieures, la manœuvre et le procédé
de percussion devront être à peu près les mêmes
pour chacune d'elles. Le plessimètre, dans leur
partie supérieure et jusqu'à ce que la matité de
la face supérieure du foie soit perceptible à travers
le poumon, pressera sur les côtes, et la percussion
sera forte, profonde de manière à faire vibrer
non-seulement les vésicules pulmonaires et l'air
qu'elles contiennent, mais encore de façon à saisir au-dessous d'elle le foie qui s'y trouve placé.

A partir de cette limite supérieure, on doit se
rappeler qu'une lame de poumon, épaisse en haut
et de plus en plus mince en bas, sépare le foie

des côtes et qu'il faut éviter d'aplatir cette lame à tissu élastique, ou de la soulever par une forte pression du plessimètre faite à l'extérieur sur la côte; on n'appuiera donc la plaque d'ivoire que modérément, et l'on percutera tantôt superficiellement, tantôt profondément, et cela à l'effet de reconnaître la présence du poumon dans le premier cas et celle du foie dans le second; il arrivera un moment où par la percussion la plus superficielle et la plus oblique possible, on n'aura plus que la matité hépatique. Ce sera le point précis où les poumons cessent de correspondre et où se trouve leur rebord inférieur. Plus bas encore, on appuiera fortement sur le plessimètre et on percutera tantôt faiblement, tantôt fortement, à l'effet de constater si le foie est épais à cet endroit et s'il ne se trouve pas derrière lui quelque portion du tube digestif pleine de gaz et qui commencerait à donner le son et le tact gaziques. Plus bas encore, le choc devra être très-superficiel et très-léger, afin de reconnaître une lame mince du foie qui placée au devant du tube digestif ne serait pas distinguée par une percussion perpendiculaire et profonde; ce rebord de la glande biliaire, reposant sur l'estomac ou l'intestin plein de fluides élastiques, donnerait, si le choc était fort et perpendiculaire, les sensations tactiles et acoustiques propres à l'angibrome.

Cette dernière remarque est d'une extrême importance, alors que l'on veut spécifier au juste le point où finit le bord inférieur du foie ou son extrémité gauche; pour éviter toute erreur, il faut percuter très-bas et jusqu'au bassin dans la direction des lignes verticales. Chaque point de la limitation plessimétrique du foie sera indiqué avec le crayon dermographique; en réunissant ensuite par une ligne ces divers points, on aura un dessin si exact du pourtour de l'organe biliaire et des rapports de celui-ci avec le poumon et le tube digestif que, sur le cadavre, les aiguilles implantées prouveront à l'expérimentateur qu'aucune erreur n'a été commise; on arrivera de cette façon à reconnaître les inégalités du bord inférieur du foie, ce qui, en diagnostic, peut être d'une extrême utilité.

Le plessimétrisme du foie, dans la direction de la ligne hépato-splénique, pratiqué soit en avant, soit sur le côté, ou en arrière, exige pour chacun de ces points les mêmes positions du malade, que celles qui conviennent lorsqu'il s'agit d'explorer l'organe biliaire suivant les lignes verticales antérieures postérieure ou latérale. Il serait utile de commencer l'exploration plessimétrique par l'extrémité de la ligne transversale la plus voisine du rachis; mais cette pratique exigerait que le malade se retournât, et exposerait la personne examinée à des mouvements et à des attitudes successives qui parfois lui seraient pénibles. C'est donc en dehors, s'il s'agit de la partie antérieure du tronc en arrière et si l'on veut percuter sur le côté; en dedans, si l'examen est fait en arrière, que l'on dirigera d'abord le plessimétrisme, et alors on se rapprochera de plus en plus de la ligne médiane. Or, en procédant ainsi, et puisque l'on percute sur la partie moyenne du foie, considérée dans sa hauteur, on trouve, même superficiellement et profondément, dans toute l'étendue de la circonférence de cet organe, un son et un tact sclérosiques, dus à la présence de couches très-épaisses d'acinies hépatiques; c'est surtout en arrière qu'il en est ainsi, car en avant, à mesure que l'on se rapproche de l'extrémité droite du foie, comme il s'amincit et que le tube digestif et ordinairement l'estomac sont situés au-dessous de lui, il en résulte que l'on doit percuter légèrement et superficiellement, pour obtenir les sensations plessimétriques en rapport avec la présence de l'organe solide, et ensuite plus profondément et plus fortement à l'effet de saisir les caractères de percussion que donnent les viscères sousjacents.

En marquant avec le crayon les points où a lieu la transition des sensations sclérosiques du foie, au son et au tact gaziques, hydriques, etc., de

l'angibrome, on obtient le dessin exact du pourtour de l'extrémité gauche de la glande hépatique.

Lorsque l'on a ainsi exploré le foie sur le trajet
des lignes verticale et transversale, et que l'on a
dessiné toute la circonférence de cette glande, on
examine avec le même soin tous les autres points
de sa surface ; et percutant partout, tantôt fortement et profondément, tantôt légèrement et superficiellement, comparant entre eux les résultats que l'on obtient dans les espaces que présente
l'organe, on saisit parfaitement les différentes
nuances de matité, de sonorité, qui peuvent exister dans l'étendue du foie (*Traité de plessimétrisme;*
P.-A. Piorry, 1866).

Dans l'étude des maladies du foie, avant que
les progrès de plessimétrisme aient eu lieu, on ne
tenait pas grand compte des maladies de la vésicule du fiel, et la douleur dont les malades atteints
de cette affection souffraient vers la région occu-
pée par cette poche, passait presque inaperçue.

L'inflammation de la vésicule biliaire reconnaît ordinairement pour cause une obstruction
des conduits cholédoques et hépatiques, ou la
présence de calculs dans sa cavité. Et comme
les coliques hépatiques, contre lesquelles les eaux
de Vichy ont une action franchement salutaire, ont
souvent leur siége dans la vésicule du fiel, il est de
toute importance de savoir quel est l'état anato-

mo-physiologique de cette poche ; de la limitation plessimétrique du foie et de la vésicule, on peut encore reconnaître les rapports existants entre ces parties, les viscères abdominaux et les tumeurs développées dans l'abdomen.

RÈGLES A SUIVRE POUR PRATIQUER LE PLESSIMÉTRISME DE LA VÉSICULE DU FIEL.

Pour obtenir la délimitation de la vésicule du fiel, voici les règles de plessimétrisme qu'il faut suivre. « Après avoir tracé à l'extérieur une ligne horizontale dirigée de droite à gauche, et qui soit située à 1 centimètre au-dessous du rebord de la glande biliaire, on recherche, dit le professeur Piorry, tout à fait à droite, et sur cette ligne, la sonorité et l'élasticité propres soit à la région pylorique de l'estomac, soit au côlon ou au duodénum (organes qui presque toujours contiennent des gaz). On percute ensuite successivement de droite à gauche, jusqu'à ce qu'on trouve, au-dessous du bord inférieur du foie, et sur un point, la figure plessimétrique de ce viscère qui correspond à celui où l'anatomie cadavérique apprend que la cystichole a, à son siége, une matité hypohydrique, laquelle n'est pas accompagnée, comme celle des acinies jécorales, d'une sensation de dureté. On continue ensuite à percuter, suivant la même direction jusqu'à ce qu'on rencontre la sonorité et l'élasticité propres au tube digestif rempli de fluides élastiques, et l'on marque le point où la transition de ces sons divers a lieu. Alors on plessimétrise de haut en bas l'espace occupé par la matité hypohydrique, et cela suivant une ligne perpendiculaire à la ligne horizontale qui vient la couper en croix au centre de l'espace mat qui correspond à la vésicule. Cette ligne est prolongée supérieurement du côté du foie, et inférieurement jusqu'à la crête de l'os des iles. Or, en percutant superficiellement par en haut sur cette ligne, on trouve d'abord des sensations acoustiques et tactiles propres aux acinies biliaires, dont le nombre et l'épaisseur sont plus grands à mesure que l'on explore davantage vers le centre du foie et qui deviennent plus minces à proportion que l'on descend vers l'abdomen. Si l'on percute profondément cet espace recouvert d'acinies, on y rencontre la matité hydrique due à la vésicule située sous la lame amincie de l'organe biliaire. Lorsqu'on a dépassé le rebord hépatique, cette matité hydrique est obtenue par la percussion superficielle ou médiocrement profonde, et quand on a dépassé la vésicule en bas, on rencontre de nouveau les sensations de sonorité et d'élasticité que produisent au plessimétrisme les viscères abdominaux. Dès lors, rien

n'est plus facile de compléter la circonscription
de la vésicule biliaire dans les espaces qui séparent les lignes qui viennent d'être indiquées, et
de dessiner ainsi la cystichole soit derrière le foie,
soit au-dessous de lui.

« On réitère un grand nombre de fois ces recherches d'un côté à l'autre et de haut en bas, jusqu'à
ce que l'on soit bien sûr de l'exactitude des sensations que l'on a obtenues. Pour mieux s'assurer
même de la certitude des résultats que l'on obtient, on fait successivement coucher le sujet de
l'expérimentation sur le côté droit et sur le côté
gauche, et cela à l'effet de voir si dans ces deux
positions du corps, l'image attribuée à la cystichole ne varie pas de dimension suivant que la
bile tombe à droite ou à gauche. Dans le décubi-
tus latéral gauche, on a encore l'avantage d'éviter
la matité qui, dans la région pylorique, pourrait
être le résultat de la présence de liquides dans
l'estomac. Ceux-ci pourraient, en effet, rendre
difficile la limitation de la vésicule du fiel.

« Il est bon encore de s'assurer de l'état de va-
cuité des côlons, et même de faire prendre et de
faire évacuer un lavement purgatif avant de percuter la cystichole.

« Enfin, il faut surtout se donner garde de confondre la masse supérieure du muscle sterno-
pubien avec la cystichole. Pour cela ce muscle

sera mis dans le relâchement, et on le percutera successivement dans cet état et dans
celui de contraction. D'ailleurs, si la masse supérieure du sterno-pubien gauche est sonore, tandis que, sur l'espace occupé par le point correspondant du même muscle à droite, il y a de la
sonorité, il est évident que ce n'est point cet
organe, mais bien quelques parties sous-jacentes,
qui donnent lieu à cette matité.

« Il y a deux ou trois ans, j'ai trouvé un moyen
très-positif de s'assurer de la matité ainsi trouvée
dans un espace arrondi et elliptique au-dessous
du rebord hépatique. Ce moyen le voici : tant que
l'on percute d'avant en arrière, sur le petit diamètre de la cystichole, la matité est médiocre,
car il y a, dans ce cas, peu de bile interposée entre le plessimètre et les viscères sous-jacents.
Pour augmenter l'intensité du son hydrique, il
suffit d'incliner le plessimètre de telle façon vers
la face inférieure du foie que le choc qui lui est
imprimé soit dirigé dans le sens du grand diamètre du réservoir biliaire ; alors, en effet, l'impulsion sera communiquée à une masse très-considérable de bile, et le son qui en résultera sera manifestement très-mat.

« J'ai répété un très-grand nombre de fois cette
expérience et toujours avec le même succès.

« En définitive, la forme du fond de la vésicule,

mesurée plessimétriquement derrière et au-dessous du rebord du foie et dépassant ce rebord, est encore une fois arrondie, et présente ordinairement, à l'état normal, quand la bile est contenue en proportions médiocres dans ce réservoir, de 3 centimètres à 3 centimètres et demi dans ces diamètres transversal et horizontal, et la moitié de l'espace arrondie dont il s'agit dépasse le rebord hépatique tandis que l'autre moitié, plus élliptique, est située au-dessous du foie. » (*Traité de plessimétrisme;* P.-A. Piorry, 1866.)

<h3 style="text-align:center">SIGNES SPÉCIAUX DES MALADIES DE LA RATE ET DE L'ENGORGEMENT EN PARTICULIER.</h3>

L'engorgement de la rate est, d'après certains auteurs, le point de départ de la fièvre d'accès ; d'autres, et j'ignore s'ils forment la majorité, pensent que l'engorgement de la rate est la conséquence de la fièvre dite intermittente.

Pour éclairer la question et savoir quelle est des deux opinions celle qui doit prévaloir, il faudrait pouvoir en même temps constater tout d'abord le volume augmenté de la rate et voir si le premier accès fébrile est postérieur à cette augmentation. Mais la chose est assez difficile à prouver, et jusqu'à présent on n'a pu que constater, d'une manière formelle, la coïncidence qui existe entre le volume augmenté de la rate et la fièvre.

Pour constater cet état pathologique, il a fallu avoir recours à l'examen plessimétrique de cet organe, et voici comment on s'y est pris :

Le malade étant couché sur le côté droit, et son bras étendu de telle sorte que l'aisselle soit bien apparente, l'estomac et l'intestin étant, autant que possible, vidés d'aliments ou de liquides, le médecin se place postérieurement. Alors il percute dans la direction d'*une ligne verticale* ou *axillo-iliaque*, qui, tirée du milieu de l'espace axillaire, s'étendrait jusqu'au rebord du bassin. En haut, sur cette ligne, la percussion doit être forte et profonde jusqu'à ce qu'on trouve, en descendant, une matité éloignée et *accompagnée d'un certain degré de résistance au doigt.* C'est *ordinairement* la rate profondément placée et recouverte par une lame fort épaisse de poumon qui donne lieu à ces premiers résultats. On revient plusieurs fois sur le point où cette différence de son a été saisie en percutant avec des degrés variés de force et de faiblesse, et pour mieux s'assurer de la limite précise où les sons divers se succèdent, *on place le rebord du plessimètre tantôt sur les points mats que l'on croit exactement correspondre au limbe de la circonférence splénique, tantôt sur les portions sonores du thorax qui touchent immédiatement à ceux où l'on pense avoir reconnu la rate.* Percutant alors *à plu-sieurs reprises sur ces deux parties,* on s'assure bien que les sensations de dureté et de matité, d'élasticité et de sonorité qu'on obtient sont exactes.

Quand on a suffisamment vérifié ce fait, on percute en descendant successivement dans la même ligne : *d'abord superficiellement et légèrement, pour reconnaître les parties du poumon situées en dehors de l'organe splénique,* et qui s'amincissent à mesure que l'on se rapproche du rebord costal, *puis avec force, pour s'assurer de la profondeur à laquelle la matité de la rate se retrouve.* Plus bas, *à l'aide d'une percussion légère et superficielle,* on saisit très-bien, *par la résistance au doigt et par le défaut d'élasticité,* le point où la rate est en contact et sans interposition du poumon avec les parois thoraciques. *Suivant toujours la même ligne et percutant avec plus de force,* on reconnaît *par la sonorité et l'élasticité profonde qu'on obtient, que le tube digestif est situé au-dessous de la rate, tandis que le plessimétrisme superficiel permet encore de constater la matité et la résistance au doigt produites par l'organe splénique.* Enfin, il arrive un moment où, *soit au-dessus du rebord costal, soit au-dessous, la percussion la plus superficielle et la plus légère possible fait trouver la sonorité et l'élasticité gastrentériques.* C'est là le point où la rate cesse complétement de correspondre. Parfois le tube digestif,

rempli d'aliments ou de scories, est fort peu sonore, et alors la limitation par en bas du limbe
splénique est fort difficile. On remédie à cette
difficulté en mettant le malade à la diète, en
évacuant l'estomac et l'intestin, et en percutant
après. Parfois encore, la paroi du thorax fait
saillie, le ventre est très-déprimé, et c'est avec
peine que l'on peut saisir, sur le plan incliné que
forme au-dessous la paroi abdominale, le point
exact où cesse la matité splénique. Le moyen de
remédier à cet inconvénient consiste à faire déprimer, par la main d'un aide, la paroi thoraci-
que, de façon à la ramener sur le plan de la surface abdominale. On peut encore faire comprimer
de bas en haut, par ce même aide, la masse intestinale, de telle sorte qu'elle se trouve appliquée
et sur la rate et sur la paroi costo-abdominale.

C'est suivant la direction *d'une autre ligne perpendiculaire à la précédente et qui vient la croiser au
centre de l'espace où l'on a reconnu la matité splénique, que le plessimétrisme doit ensuite être pratiqué.*
A la partie antérieure de cette ligne, vers l'axe
du corps, se trouvent souvent, *par une percussion
alternativement forte et faible, la matité* et la résistance propre, soit au foie (il en arrive ainsi lorsque cette glande s'étend jusque-là), soit au cœur
(ce dernier organe peut en effet descendre plus
ou moins bas). Plus à gauche, la médio-percus-

sion fait trouver la sonorité et l'élasticité du tube digestif. Puis, *en percutant légèrement, superficiellement et plus en dehors, on rencontre la matité et la résistance dues à la présence de la rate. Alors on revient à plusieurs reprises sur la délimitation de cette partie du limbe splénique,* et cela à l'effet d'éviter les erreurs auxquelles pourrait conduire un examen trop rapide. *On trace alors une marque noire sur le lieu où la transition de son est manifeste.* Puis on percute plus à gauche, et cela *tantôt légèrement et superficiellement, ce qui fait trouver la matité de la rate, tantôt fortement et profondément,* ce qui permet de saisir la sonorité et l'élasticité des parties de l'angibrôme situées au-dessous de l'organe. Tout à fait à gauche, et même en arrière, la percussion fait reconnaître le point où, d'une part, l'organe splénique cesse de correspondre et de l'autre celui où une lame épaisse de poumon, où le tube digestif (profondément) et le rein se trouvent placés. De nouvelles marques noires servent à limiter ici le lieu où la transition de son est observée.

Le caractère pathognomonique *des fièvres intermittentes, fièvres d'accès, et fièvres intermittentes pernicieuses,* etc., consiste dans le retour à jour et souvent à heures fixes, d'accès fébriles consistant le plus souvent en frissons, chaleur et sueurs ; ces accès, à part de très-rares exceptions, sont sépa-

rés par une intermittence et une apyrexie com-
plètes.

Les caractères communs à toutes ces fièvres
d'accès sont la périodicité, l'intermittence, les
trois stades, la splénopathie et surtout l'engorgement de la rate.

Il faut avouer cependant que l'un des trois
stades peut manquer et que quelquefois il n'y a
pas succession des périodes dans l'ordre indiqué. Et dans ma propre pratique, j'ai vu des
cas où la chaleur, la sueur avaient lieu et où le
frisson avait été imperceptible; et ailleurs la chaleur précédait le frisson, auquel succédait la
sueur.

L'époque à laquelle les accès reparaissent et la
périodicité de cette réapparition décident du type
de la fièvre intermittente et du nom qu'on lui
donne. Elle est quotidienne, quand un accès a lieu
chaque jour; double-quotidienne, quand deux de
ces accès se manifestent en vingt-quatre heures;
tierce, quand un jour complet d'intervalle a lieu
entre les accès; double-tierce, quand, à chaque
période diurne, survient un accès, mais lorsque
les accès se correspondent exactement de deux
jours l'un; tierce-doublée, quand deux accès com-
plets ayant lieu tous les deux jours, l'intervalle
de vingt-quatre heures est toujours marqué pour
l'intermittence; la fièvre est *quarte*, quand il y a

deux jours d'apyrexie qui séparent deux jours où se déclarent des paroxysmes ; *quintane*, quand il y en a trois ; *sextane*, quand il y en a six (ces derniers cas, il faut l'avouer, sont infiniment rares) ; mensuelles, si des accès ont lieu chaque mois, etc.

Comme on le voit, le diagnostic des fièvres intermittentes est la chose la plus facile du monde ; l'examen de la rate nous suffira, et si celle-ci est malade, elle sera engorgée.

DIAGNOSTIC DES MALADIES DE L'UTÉRUS

ET DES OVAIRES.

Sous l'influence de l'âge, du climat que l'on habite, des approches de la menstruation, de l'époque de la cessation des règles ; sous l'influence d'une vie sédentaire, de la stimulation des organes génitaux par des causes morales ou physiques, la matrice peut être le siége de souffrances variées. Quand cet organe sera congestionné, les malades éprouveront vers le bas-ventre des sentiments de pesanteur, de tiraillements qui se propageront vers les aines et vers les cuisses ; ces douleurs ou mieux ces sensations pénibles se manifesteront à des intervalles qui seront plus ou moins réguliers. Les femmes éprouveront quelquefois par la vulve un écoulement de liquides blanchâtres et muqueux.

L'inspection et le toucher feront reconnaître, dans ce cas, l'augmentation de volume de la matrice et la tuméfaction du col de cet organe qui sera d'un rouge plus ou moins foncé.

D'autres fois, au lieu de la congestion de la matrice, souvent les phénomènes contraires existeront; le volume de cet organe, dans ce cas, sera réduit, et au lieu de trouver le col rouge, il sera au contraire décoloré.

Sous le nom générique des souffrances de la matrice, depuis le cancer proprement dit, jusqu'à l'inflammation pure et simple, on a le plus souvent confondu les diverses lésions dont cet organe peut être atteint.

Le diagnostic spécial ne comporte pas que nous nous arrêtions sur certains états qui, bien que constituant une maladie, sont faciles à reconnaître, mais ne sont pas toujours faciles à guérir. Il en est ainsi des pertes de sang et des hémorrhagies internes, des déplacements dont cet organe peut être affecté, des hydropisies, des troubles dans l'action nerveuse, etc., etc. Mais notre attention doit principalement se porter contre le développement de certaines lésions organiques que l'on rencontre malheureusement trop souvent, telles que la préexistence de tubercules pulmonaires dont les jeunes femmes d'une constitution lymphatique peuvent être atteintes (lequel mal ne pourra se dérober alors surtout qu'on aura pu constater la présence de matières tuberculeuses dans les fluides utérins), l'état de la mollesse et de la flaccidité du col.

Quant à l'affection cancéreuse elle-même, bien qu'il soit assez difficile de donner un tableau diagnostique satisfaisant, nous avons cependant des signes et des symptômes qui, dans leur ensemble, peuvent nous aider à la faire reconnaître.

Que ces tumeurs se soient développées dans le corps ou le col de l'utérus, le tissu en est ferme, la surface souvent rugueuse, inégale ; les végétations fongueuses se dessinent sur la surface du col ou se présentent à son orifice, et elles ont la forme d'un champignon ou de petites tumeurs inégales. Des indurations s'étendent autour des points qui sont le siége de ces végétations, se propagent non-seulement aux parties du corps et du col qui d'abord n'avaient pas été atteintes, mais s'étendent au vagin, à la vessie, à l'urèthre.

Si la maladie occupe le corps de l'organe, la palpation et la percussion nous font rencontrer des phénomènes qui sont à peu près les mêmes que s'il s'agissait d'une congestion utérine pure et simple ; mais si c'est le col qui est, au contraire, atteint d'une affection cancéreuse, celui-ci devient saillant, sa forme s'altère; les lèvres s'engorgent; le museau de tanche peut lui-même, dans ces cas, s'allonger ou se rétracter.

Quelquefois les indurations ne se déclarent que consécutivement à des ulcérations qui sont impossibles à reconnaître lorsqu'elles occupent le corps de l'organe, mais qui deviennent, au contraire, très-apparentes quand elles existent au col.

Souvent, il arrive que la maladie a fait des progrès et qu'il y a réunion d'ulcérations, d'indurations et de végétations. Comment alors bien distinguer la nature du mal? La chose est très-difficile, et comme cela arrive dans bien des cas, il faut s'en rapporter un peu à sa propre expérience, et au facies de la malade, qui, ici, a une valeur toute spéciale. En effet, la face ne devient décharnée qu'à une époque très-avancée de la maladie, parce que, dans ces cas, les femmes peuvent encore se nourrir et réparer ainsi les pertes de globules qu'elles peuvent faire par les parties génitales. Le teint est très-pâle, bien qu'il présente quelquefois une coloration toute particulière qu'on ne peut guère indiquer dans un livre, mais qu'un médecin tant soit peu exercé reconnaîtra assez facilement. En même temps, elles éprouvent des douleurs atroces; ces douleurs reviennent par accès et sont accompagnées d'efforts expulsifs plus ou moins considérables qui ressemblent parfois à des attaques d'hystérie.

Les souffrances augmentent encore quand des complications variées, résultant de la résorption de la matière cancéreuse ou de l'extension de carcinômes aux parties voisines, se déclarent vers les intestins, l'estomac, les poumons, le cerveau, etc., et viennent encore ajouter aux douleurs de la malade.

Ce sont ces affections dites chroniques de la matrice, que l'on traite souvent avec succès par les eaux minérales de Vichy ; et bien que dans presque tous les cas le mal soit incurable, encore existe-t-il des cas nombreux où tout espoir de soulagement n'est pas perdu, et si la malade a conservé encore assez de forces et que des soins assidus lui soient prodigués, on verra l'état général s'améliorer, bien que l'état local, malgré le traitement, reste le même, et la vie de la femme se prolonger au delà d'un temps sur lequel il aurait pu sembler téméraire de compter.

Reste enfin à énumérer les symptômes qui sont propres à la phlegmasie de cet organe, nous conformant ainsi à la méthode que nous avons adoptée dans ce chapitre et qui a été régulièrement suivie selon le besoin de nos descriptions.

Douleur obtuse et gravative de l'hypogastre, coïncidant quelquefois, lorsque c'est le corps de cet organe qui est enflammé, avec un gonflement obscur ou même une tumeur circonscrite dans cette région. Cette douleur, qui augmente par la pression, se propage bientôt aux aines, aux lombes, à la vulve, au périnée et à la partie supérieure des cuisses ; il s'y joint une pesanteur du rectum, des besoins fréquents d'aller à la garde-robe, d'uriner, et souvent aussi de la constipation et de la dysurie.

Lorsque le col de l'utérus est le siége de l'inflammation, ce dernier devient dur, tuméfié et très-douloureux au moindre contact ; il est retiré sur lui-même et présente une douleur plus vive que dans l'état normal ; il s'écoule quelquefois des matières puriformes. Quand la métrite est chronique, les symptômes de la phlegmasie que nous venons d'énumérer n'existent point, ou s'ils existent ce n'est qu'à un faible degré.

Qu'elles sont les souffrances dont les ovaires peuvent être atteints ?

Les signes physiologiques des ovaires sont en général fort peu connus, et à part le remarquable travail de M. le professeur Piorry, sur ce point nosologique, la médecine ne possède que des indications de la plus grande obscurité.

Voici l'exposé complet de ce travail d'où nous

extrayons le procédé plessimétrique de ces organes.

« Le premier soin à prendre, alors que l'on veut pratiquer convenablement le plessimétrisme des ovaires, est de faire vider, au moyen de lavements, rendus au besoin purgatifs, le gros intestin rempli de scories ; on peut se passer de cette précaution alors que les côlons et le cæcum ne contiennent que des gaz ; la malade étant placée dans la supination et les muscles abdominaux étant mis dans le relâchement, on palpe avec le plus grand soin les régions iliaques et même le rectum, et cela à l'effet de bien constater que ces organes ne contiennent pas de matières indurées ; alors une *première ligne* dont la direction est *verticale* est tirée de chaque côté à 2 centimètres à peu près au devant du rebord antérieur de l'os des iles et parallèlement à la direction de ce rebord (ligne pré-iliaque) ; on suit alors cette direction du haut en bas, depuis la hauteur de l'épine iliaque antérieure et supérieure jusqu'au pubis, en percutant sur le plessimètre. Ici la percussion doit être alternativement superficielle et profonde, mais toujours pratiquée avec légèreté. Remarquez que la plaque d'ivoire doit, dans cette exploration, déprimer la paroi abdominale de près d'un centimètre, ce qui permet de la rapprocher de l'ovaire. La sensation tactile éprouvée par le doigt

qui percute est le principal document qui fait reconnaître la présence et la limitation de cet
organe ; les caractères de son en rapport avec la
matité ovarique sont toutefois assez manifestes
pour que les assistants saisissent très-nettement
la limite exacte de l'espace où les sons intestinaux
se rencontrent seuls et le lieu où l'on distingue la
résonnance plus sourde du corps ovarique. En
continuant la même exploration de plus en plus
inférieurement sur la même ligne, on retrouve, à
3 ou 4 centimètres plus bas la sonorité et l'élasticité gaziques propres aux gros intestins remplis
de gaz ; bien entendu que l'on n'aura pas manqué de tracer auparavant avec le crayon dermographique les points précis où l'on a reconnu
par en haut et par en bas la limitation de
l'ovaire.

« *Une autre ligne*, mais *transversale*, est ensuite
tirée perpendiculairement à la première, et cela
à partir du centre de l'espace mat borné supérieurement et inférieurement par les deux limitations dont il vient d'être parlé ; elle se prolonge
jusque vers l'ombilic. Or, en percutant suivant le
trajet de cette seconde ligne depuis le milieu du
ventre jusqu'au bassin, et guidé que l'on est par
la matité que l'on avait constatée de haut en
bas, on parvient facilement à saisir et à dessiner
exactement les points où les ovaires commencent

à correspondre et ceux où la sonorité et l'élasticité gaziques de l'intestin se rencontrent exclusivement.

« Il n'y a plus, pour avoir une idée juste et un dessin convenablement tracé de toute la circonférence ovarique, qu'à procéder de la même façon sur les points intermédiaires aux lignes précédentes.

« C'est en me conformant, dit M. le professeur Piorry, aux préceptes que je viens de chercher à établir, que j'ai depuis longtemps étudié plessimétriquement l'état des ovaires et leur volume normal. A l'occasion de la publication de mon *Traité*, je viens de faire de nouvelles expérimentations de ce genre. »

Je me suis bien conformé, dans mes études faites dans les hôpitaux de Paris, aux préceptes du maître; mais je déclare jusqu'à ce jour mon incompétence et mon habileté sur ce point. Le découragement est d'ordinaire l'apanage des sots, c'est pourquoi je ne veux point leur ressembler et j'aurai soin à l'occasion de revenir sur ce point de diagnose.

Mais le plessimétrisme m'a fourni, comme diagnostic, des notions extrêmement utiles dans les cas de tumeurs des ovaires, bien que celles-ci soient constituées par des tissus divers, tels que des squirrhes, de la matière encéphaloïde crue ou

ramollie, des productions cartilagineuses ou ossi-
formes, des kystes surtout. Non-seulement à l'aide
du plessimétrisme l'on pourra tracer la forme,
les dimensions de la tumeur; mais encore la
médio-percussion nous fera reconnaître les différents degrés de matité, de dureté, etc., qui se
trouveront en rapport avec l'existence de ces productions anormales. Lorsqu'au contraire la tumeur est formée par un kyste, les caractères
plessimétriques seront à peu près les mêmes dans
toute l'étendue. La palpation fait trouver le frémissement produit par les acéphalocystes, alors
que ceux-ci existent dans les kystes. Mais le service le plus grand que le plessimétrisme peut
rendre dans ce cas, c'est qu'il permet de découvrir, quand cette anomalie existe, qu'une anse
intestinale rampe sur la tumeur; dans ce cas le
son tympanique de l'intestin nous permettra de
décrire les circonvolutions.

Deux autres moyens physiques peuvent être
employés à l'étude des tumeurs de l'ovaire; mais
ces moyens ont une valeur à peu près nulle et
sont sans importance :

D'abord l'auscultation, moyen à l'aide duquel,
dans les cas de grossesses extra-utérines ayant
leur siége dans ces organes, on peut, sem-
ble·t-il, reconnaître le bruit placentaire ou les
battements du cœur du fœtus. Mais dans ce

cas, il faut se mettre en garde contre la possibilité d'une erreur qui consisterait en ce que la tumeur ovarique contiendrait dans son intérieur des vaisseaux plus ou moins gros qui feraient entendre le bruit que, dans ces cas, on pourrait rapporter à tort à celui que produit le placenta.

En second lieu il y a la mensuration de la tumeur, dont l'emploi conduit presque toujours à ce regrettable résultat, de savoir seulement que la tumeur augmente plus ou moins, car les cas dans lesquels elle décroît ne se présentent jamais; il est excessivement rare aussi que la tumeur reste stationnaire.

Quant aux guérisons elles sont impossibles, malgré les traitements que d'ordinaire on emploie dans ces cas malheureux, tels que la compression graduée de la tumeur, les frictions avec la teinture d'iode et l'usage des douches, dernier moyen qui, quoique le plus simple, est souvent le meilleur.

CARACTÈRES ANATOMIQUES DE LA GOUTTE. — SIGNES DIAGNOSTIQUES DU DIABÈTE ET DES CALCULS URINAIRES.

Lorsque cette maladie est ancienne ou vague, son diagnostic devient très-difficile. Ce qu'il y a de plus évident dans l'anatomie pathologique de cette affection, ce sont les concrétions tophacées qui existent dans les articulations, les ankyloses, les gonflements ligamenteux et les nodosités tendineuses, la contracture et l'œdème goutteux. Ce sont là les désordres et les altérations articulaires qu'engendre la goutte et qui l'empêchent de la confondre avec le rhumatisme chronique.

Les concrétions tophacées sont des caractères propres à l'affection goutteuse. Les tophus sont formés principalement d'urate de soude et d'urate de chaux. Voici d'après une analyse faite par M. Lehmann la composition d'un dépôt tophacé :

Urate de soude.........	52.12
Urate de chaux.........	1.25
Sels fixes..............	14.16
Tissu cellulaire, eau.....	32.47

Les sels, autres que l'urate de soude et l'urate de chaux, peuvent être le carbonate et le phosphate de chaux, l'urate d'ammoniaque, le phosphate et l'hydrochlorate de potasse, le chlorure de sodium.

L'évolution de ces tophus a lieu de la manière que voici : A la suite d'une attaque de goutte, il se forme une tumeur liquide qui donne au doigt qui la palpe la sensation de fluctuation; après un temps plus ou moins court, une partie du liquide que contient la tumeur est résorbée, et il reste dans l'intérieur même de cette tumeur une sub-

stance plus ou moins molle qui finit par durcir et
qui devient friable. Supposons maintenant qu'une
seconde attaque ait lieu, les mêmes phénomènes
auront lieu, et la couche calcaire augmentera ;
ainsi de suite. Maintenant, on comprend qu'a-
près une série d'attaques produisant les mêmes résultats, les tophus prendront des proportions qui seront en rapport avec la durée plus ou
moins longue du mal. L'effusion du liquide
goutteux n'aura pas seulement lieu pendant les
attaques, mais encore dans l'intervalle d'une
attaque à l'autre ; la sécrétion du liquide, malgré
l'absence de toute douleur et de phénomènes aigus, se fera encore.

La matière constituant le tophus n'existe pas
seulement dans une poche, il s'étend au contraire
au loin ; le plus souvent il vient se déverser dans
le tissu cellulaire qui environne le tissu fibreux,
et quelquefois aussi il s'accumule dans les articulations ; d'autres fois, traversant les mailles du
tissu cellulaire, il fait effusion vers la peau et
même rompt l'épiderme. Ces cas cependant sont
excessivement rares ; il n'est point moins rare
aussi, bien que cela néanmoins existe, de voir
un fragment sec et solide de cette matière
constituant le tophus percer la peau, se montrer au dehors et demeurer comme une ex-
croissance, sans exciter le derme. Et alors, chose

assez commune, c'est ordinairement sur ces points tophacés qu'une attaque de goutte grave se déclare; ces concrétions deviennent alors le siége d'une inflammation qui acquiert de l'extension et arrive quelquefois jusqu'à la suppuration. Si alors il se forme un abcès, le pus ne tarde pas à s'écouler au dehors; et malgré cela, la substance tophacée ne s'échappe point au dehors, elle reste presque toujours au fond de l'abcès.

Ce ne sont pas là les seuls désordres que l'on rencontre; il peut survenir, en effet, des ankyloses qui sont incontestablement le résultat de l'immobilité prolongée du membre, de la roideur et du gonflement des tendons et des ligaments; ou bien provenir d'une maladie des os, quelquefois de la synoviale, ou être déterminées par les concrétions accumulées dont nous avons déjà parlé.

Les ligaments ainsi que les tendons peuvent aussi s'épaissir; ces gonflements prennent alors de l'acuité et les douleurs que les malades éprouvent deviennent on ne peut plus violentes; mais ces symptômes aigus ne tardent pas à disparaître après un temps assez court. Ces gonflements n'ont alors que le seul inconvénient de gêner les mouvements du malade.

Les muscles à leur tour peuvent se contracturer par leur état de rigidité prolongée dans laquelle ils se trouvent, pendant ou après les accès de goutte. Quelquefois enfin, et c'est presque toujours l'état pathologique primitif, la tumeur est d'une élasticité très-faible, et il y a alors simplement ce qu'on a appelé l'*œdème goutteux*.

La description de ces différents états pathologiques de la goutte, et qui correspondent chacun à des symptômes bien tranchés de cette affection, suffira, dans la plupart des cas, je crois, au médecin, pour savoir qu'il s'agit bien ici de cette affection et non d'une autre maladie. Pour compléter l'étude d'une telle question, il aurait fallu peut-être établir un parallèle entre le rhumatisme et la goutte, décrire, en regard l'un de l'autre, le tableau symptomatique, la marche et les diverses lésions que ces deux maladies peuvent présenter; mais nous avons préféré nous contenter d'indiquer les symptômes qui sont propres à la goutte, et cela suffit pour l'objet que nous avons en vue.

Il n'est pas vraisemblable, je crois, que l'on puisse se méprendre sur l'affection diabétique. Les signes suivants, tels que : augmentation des urines, qui sont claires, blanches, jaunâtres, insipides ou sucrées, et précédées dans quelques cas de besoins fréquents d'uriner ou de douleurs dans le trajet des uretères; soif souvent insatiable, faim

canine, maigreur et faiblesse consécutive extrêmes, sont, ce semble, des signes suffisants pour
mettre le praticien en bon chemin sur la voie du
diagnostic.

Ajoutez à cela les moyens d'analyse que la
chimie nous fournit, pour reconnaître la présence du sucre dans les urines, moyens chimiques
dont nous avons parlé dans le chapitre qui traite
de la pathogénie de cette affection et auxquels
on pourrait en ajouter d'autres, et nous aurons
plus que la certitude de l'existence du diabète.

Il en est de même pour ce qui regarde la nature
des concrétions urinaires; l'analyse chimique
nous l'apprendra, car la coloration et les autres
propriétés physiques des calculs ne suffisent pas
pour donner à cet égard une certitude complète.

CHAPITRE QUATRIÈME

Il n'est pas rare de voir des hommes doués d'un esprit distingué d'observation, mais sans avoir la faculté d'induction qui généralise les faits observés ; ces médecins semblent destinés à rassembler des matériaux propres à être exploités par d'autres. Souvent aussi, des esprits portés à tout réduire en principes généraux, sont dépourvus du talent de l'observation et par là sont conduits à des erreurs funestes à l'avancement de la science, parce que les règles qu'ils admettent sont basées sur des faits mal observés ou en petit nombre.

Certes, ce n'est pas là le reproche que je puisse adresser aux honorables confrères qui ont écrit sur les eaux de Vichy. Ils ont apporté tous, au contraire, dans la rédaction des faits qu'ils ont vus et étudiés, un talent d'observation utile pour la science, j'oserai même dire encore de la sagacité, deux qualités précieuses, qui à un haut degré constituent le véritable médecin praticien.

Au lieu de rechercher des systèmes et des hypothèses, ils s'en sont tenus à l'histoire particulière des maladies qu'ils ont eu l'occasion de traiter, et partant, ils ont pu, d'après des faits observés en grand nombre, se faire une idée juste de la propriété des eaux de Vichy.

Imitant en cela leur propre exemple, je me suis appliqué moi-même, comme on le verra par les observations qui vont suivre, à recueillir les détails qui pouvaient seuls servir à signaler l'étiologie, le diagnostic, la marche, les indications thérapeutiques de la maladie, le genre et le degré d'altérations présumables. Je n'ai point manqué d'étudier les conditions dans lesquelles le mal s'était développé : l'âge, le sexe, la constitution, la profession, la manière de vivre du malade et les affections précédentes dont il avait pu être atteint. Et avant de traiter un malade à Vichy j'ai recherché, tout d'abord, les circonstances qui paraissaient avoir déterminé la maladie dont il était affecté, les symptômes qui avaient précédé et marqué son invasion, enfin tout ce qui s'était passé, et j'ai étudié surtout les moyens employés et les effets obtenus par ces mêmes moyens, jusqu'au moment où je suis devenu le médecin du malade.

Je crois m'être toujours attaché, dans la description de l'observation, à tous les signes qui pouvaient fonder le diagnostic. J'ai signalé tous les symptômes qui appartenaient à l'organe lésé, à ceux qui sont liés par des rapports fonctionnels et sympathiques, puis l'état des autres organes en les examinant d'après un ordre méthodique qui m'empêchât d'en oublier un seul.

Je n'ai jamais oublié que l'observation n'est que l'appréciation des phénomènes susceptibles de frapper les sens; ce sont eux que j'ai cherché à rendre les plus fidèles. Enfin je m'en suis tenu toujours à ce précepte donné par la sagesse médicale de *ne jamais être imbu d'aucune idée préconçue*. J'ai évité dès lors l'esprit de système, et quand j'ai voulu appliquer mes connaissances médicales à l'étude des eaux de Vichy, j'ai étudié les observations de mes prédécesseurs, afin de ne pas courir le risque de répéter cent fois ce qui a été dit sur la curabilité des eaux thermales qui nous occupent.

On va lire les observations que j'ai recueillies, et auxquelles j'attache un certain prix.

OBSERVATION Iʳᵉ.

Attaque périodique d'asthme, coïncidant avec une congestion excessive du foie, existant en même temps qu'une
augmentation considérable dans le volume de la rate et
qu'une fièvre intermittente. — Amélioration rapide et
extrèmement remarquable dans ces divers symptômes par
l'emploi des eaux de Vichy.

Le malade, qui est âgé de 38 ans et dont la
constitution est excellente, se plaint d'éprouver de
la dyspnée et des frissons qui se prononcent le
soir depuis un mois; ces frissons sont suivis de
sueurs et d'une fièvre vive. J'appris que M. X...
avait l'habitude de faire des promenades sur les
bords d'une rivière où le cours d'eau est entouré
de marais.

Lorsque je vis pour la première fois M. X...,
je trouvai que son aspect était satisfaisant et
présentait les caractères de la santé. Cependant la peau avait une teinte grisâtre analogue
à celle qui existe dans les splénopathies anciennes, et qui est propre à la leucocythémie. Il n'y
avait aucune apparence d'œdème, comme cela
arrive quelquefois; la respiration s'opérait avec
la plus grande régularité et l'état des organes
était le suivant :

Le conduit aérien, y compris les fosses nasales,
le pharynx, le larynx et les rameaux bronchiques,

était dans des conditions normales; il en était ainsi des poumons.

Le cœur avait d'un côté à l'autre une étendue de 12 centimètres.

Le foie présentait 15 centimètres au niveau du mamelon et dépassait de 7 centimètres la ligne médiane. Il y avait donc une augmentation assez considérable de la glande hépatique.

La rate présentait une notable augmentation de volume, c'est-à-dire qu'elle offrait 18 centimètres dans le sens horizontal et 9 centimètres de haut en bas; aussi M. X..... éprouvait fréquemment des frissons suivis de chaleur et de sueurs nocturnes.

L'estomac contenait une assez grande proportion d'aliments, et les derniers intestins explorés par la percussion étaient distendus par des matières.

Je voulus avant tout autre traitement remédier à l'état de la rate qui était évidemment pour beaucoup dans les accès d'asthme qu'éprouvait le malade. Or, en très-peu de jours, sous l'influence du sulfate de quinine à la dose d'un gramme par jour et de douches d'eau minérale dirigées sur cet organe, les frissons, l'état fébrile, les sueurs, devinrent moins prononcés, et la rate reprit, à peu de choses près, les dimensions normales.

J'eus ensuite recours aux respirations profondes et réitérées, vingt fois par heure, et portées le plus loin possible pour décongestionner le foie. Voici ce que j'observai : cet organe diminua de plusieurs centimètres ; il en fut de même pour le cœur.

La rate resta toujours un peu volumineuse, mais la respiration devint un peu meilleure, et les jours suivants l'état de M. X.... était si amélioré qu'il put se promener et alla se distraire au Casino. Je fis prendre à M. X.... du sulfate de quinine solubilisé à la dose de 25 centigrammes matin et soir ; je fis continuer les douches sur la rate et le foie ; j'ordonnai que l'on insistât sur ce traitement que je croyais propre à prévenir les attaques d'asthme.

Or, sous l'influence de ces moyens, le malade revint à peu près à l'état de santé où il était avant l'apparition des accidents. Comme les digestions étaient en outre laborieuses, et que les gros intestins étaient remplis de fèces, je prescrivis au malade un lavement purgatif, et l'usage d'une verrée matin et soir d'eau de Vichy.

Le malade, après huit jours de traitement, se rendit à ses affaires, et, en partant, je lui remis la consultation écrite suivante :

Le régime habituel de M. X... doit être réparateur, et consister en viandes grillées, rôties, en gibier, poissons, œufs, laitage, végétaux, fruits très-mûrs ou en compote, vin vieux de Bordeaux étendu d'une médiocre quantité d'eau ; les ferments, le pain lui-même, ne doivent être pris qu'en faible proportion, à cause de la place considérable qu'ils tiennent dans l'estomac.

Il est surtout urgent de choisir les aliments qui se digèrent le mieux, et d'éviter tous ceux qui causent le dégagement de gaz et qui occasionnent la dyspepsie.

Pendant le repas du matin, le malade prendra 30 grammes de vin de quinquina au vin de Bordeaux.

Il faudra prendre de l'exercice en raison de ses forces, mais éviter tout ce qui ramènerait la dyspnée, les battements de cœur, les palpitations.

Ne jamais se promener le soir sur les bords de l'eau ou dans les lieux marécageux.

M. X.... fera fréquemment usage des purgatifs doux, tels que la rhubarbe et la scammonée. On insistera sur les lavements purgatifs, alors que la percussion constatera que les gros intestins sont remplis de fèces. Formule du lavement :

Follicules de séné	15 gram.
Eau de guimauve	200 —
Sirop de nerprun	40 —

Il sera indispensable d'avoir très-fréquemment recours aux respirations très-profondes.

Si la digestion s'opère avec quelque difficulté, le malade prendra, une ou deux heures après le repas, la potion suivante en une fois :

Sels de Vichy	5 gram.
Eau	50 —
Sirop de fleur d'oranger .	40 —
	95 gram.

De temps en temps, avant le retour probable des accidents, vers le 15 à peu près, M. X... prendra, quatre ou cinq jours de suite et en une seule fois, la potion que voici :

Sulfate de quinine.	1 gram.
Eau	30 —
	31 gram.

Ajoutez quatre gouttes d'acide sulfurique.

OBSERVATION II.

Douleur au bout de la verge et de la couronne du gland. — Existence présumée de calculs. — Inutilité du traitement de Vichy. — Indication détaillée du traitement que je prescrivis et qui guérit le malade.

M. P..., âgé de 63 ans, d'une conservation remarquable, et n'ayant jamais éprouvé d'affections syphilitiques, vient me consulter au mois de juillet dernier.

Le malade se plaint de ressentir fréquemment,

et cela depuis longtemps, une douleur, des picotements très-désagréables à la partie saillante du gland, près du prépuce, et à l'orifice du canal de l'urèthre.

Le contact de la toile (de la chemise) est très-pénible, et bien que M. P… éprouve constamment une souffrance sourde de ces parties, elle est singulièrement exaspérée par le contact dont il vient d'être parlé, et devient plus forte lorsqu'il urine ou lorsqu'il vient d'uriner, comme aussi lorsqu'il va à la selle.

J'ai exploré avec soin les poumons, le cœur, le foie, la rate, et je n'ai rien constaté d'anormal ; j'ai trouvé tous les organes dans le meilleur état.

Il n'y a nul écoulement uréthral. P…. n'a pas eu de pissement de sang ; les douleurs légères qu'il éprouve quelquefois dans la région des reins ne se déclarent qu'à l'occasion de quelques mouvements, et ses reins ne sont presque pas augmentés de volume. Le malade dit avoir eu et avoir encore des hémorrhoïdes, mais il n'en a pas d'extérieures et rien ne prouve qu'il y en ait d'intérieures. On ne voit au fondement qu'un grand nombre de petites saillies blanchâtres, surmontées d'un point noir et qui ne paraissent être autre chose que des glandules graisseux semblables à ceux qui se font fréquemment remarquer sur la peau du nez.

Je recherchai tout d'abord avec la plus grande
attention s'il y avait un calcul dans la vessie et
cela, soit que cet organe fût plein d'urine, soit
qu'il fût presque vide. Je tournai et dirigeai le
cathéter dans toutes les directions et je ne pus
constater l'existence de calculs. Seulement, un
seul point du canal parut malade et douloureux par le passage de la sonde. D'ailleurs, le
malade urinait avec facilité et par un large
jet.

D'après ce qui précède, je pensai que la douleur du bout de la verge et celle de la couronne
du gland étaient liées à une irritation de la partie moyenne du canal de l'urèthre.

Comme l'urine était claire, limpide, et sans
acide, je crus devoir faire suspendre momentané-
ment les quatre verrées d'eau de Vichy que le
malade prenait chaque jour.

A la place, je prescrivis des injections d'abord
avec l'eau pure, dans le but de calmer la douleur
que le malade éprouvait, et pour combattre l'inflammation, j'employai des injections avec la solution suivante :

Sulfate de zinc. . . . .   1 gram,
Eau . . . .   200 —

J'ordonnai ensuite des bains tous les matins,

dans lesquels on resterait plongé deux heures
de suite, si les forces le permettaient. Je prescrivis au malade une nourriture réparatrice, consistant en viandes grillées et rôties, un verre de
vin pur de Bourgogne après chaque repas. M. P...
suivit exactement mes conseils et j'eus le bonheur
de le guérir.

OBSERVATION III.

Congestion de l'ovaire droit. — Fait d'hystérie très-remarquable. — Difficulté du diagnostic. — Traitement par les
douches d'eaux thermales de Vichy.

Une dame âgée de 38 ans se plaignait de douleurs qui, partant des premières vertèbres dor-
sales, s'étendaient vers les épaules, les bras, et se
faisaient sentir dans les jointures des membres
supérieurs, sans que ces articulations présentas-
sent ni gonflements ni phénomènes inflammatoires. C'était surtout le soir que ces douleurs étaient
vives et se propageaient souvent vers les deux
côtés de la poitrine.

L'état général de la malade est on ne peut plus
satisfaisant, et à voir Mme R..., on serait loin de
s'attendre à la trouver aussi souffrante qu'elle
l'est. La coloration est excellente, l'embonpoint
est dans de justes limites, la colonne vertébrale
ne se trouve épaissie, élargie nulle part, pas plus
au cou qu'ailleurs.

Le cœur, les poumons donnent, au plessimétrisme et au stéthoscopisme, tous les caractères
de l'état normal.

Le cœur ne contient pas plus de sang qu'à l'ordinaire, et le pouls est d'une régularité parfaite.

La rate présente près de 5 centimètres sur
10, ce qui peut être en rapport avec les exacerbations dans les douleurs qui surviennent parfois à
certaines heures fixes. On ne trouve pas de scories accumulées dans le gros intestin, et les reins
ne donnent aucuns signes physiques et fonctionnels de souffrance.

L'utérus est dans un état parfait, et n'est point
abaissé.

Le seul organe qui est actuellement sensible
et surtout douloureux est l'ovaire droit. La palpation pratiquée sur l'organe dont il s'agit était très-
douloureuse, tandis que tout à l'entour et auprès,
la souffrance était nulle. Ajoutons que c'est toujours dans cette région que cette dame s'est plainte,
et que c'est de là qu'est partie la douleur initiale.

La matrice, encore une fois, n'est pas abaissée.

Il n'existe pas actuellement de sensibilité à la
pression dans les nerfs intercostaux, cervicaux,
dorsaux et lombaires.

L'ovaire droit a donc été le point de départ des
névropathies qui ont causé les douleurs; la manière dont le mal a commencé, la souffrance lo-

cale qui a eu lieu vers l'ovaire en sont les preuves évidentes ; de ce point, la névropathie s'est étendue vers la partie lombaire de la moelle, et de là sont survenues les douleurs crurales et sciatiques ; plus tard, elles se sont étendues vers la moelle dorsale et cervicale, aux plexus brachiaux, aux nerfs sous-occipitaux et à la cinquième paire ; de là souffrances du cou, des épaules, des bras, de la tête et du front. Aussi les époques menstruelles ont-elles rendu les douleurs plus vives ; je pensais en outre que s'il y avait eu des exacerbations à des heures fixes, cela était dû probablement à l'augmentation de volume de la rate.

C'est donc l'ovaire droit et la rate, vers lesquels les moyens de traitement devaient être principalement dirigés, ce qui ne devait point toutefois m'empêcher de combattre aussi la névropathie dont la moelle vertébrale était le siége. Je remédiai donc tout d'abord à ces souffrances à l'aide des moyens suivants :

Je fis pratiquer des douches sur le cou et les lombes en les continuant pendant vingt minutes. Je poursuivis les douleurs qui se développaient vers certains nerfs avec des frictions ammoniacales,

Ammoniaque liquide . . . . 1 gram.
Eau . . . . 14 —

suivies d'autres frictions avec quelques gouttes de
la dissolution suivante :

> Extrait aqueux d'opium . .   1 gram.
> Eau . . . .   15 —

J'eus journellement recours, matin et soir, à
des douches dirigées sur la région de l'aine droite.
J'indiquai également des lavements et des injections vaginales avec l'eau thermale.

Je fis prendre à la malade pendant son séjour
à Vichy, un régime réparateur, et lui recomman-
dai un exercice modéré en évitant, autant que possible, les causes morales qui pourraient agir sur
les ovaires. Mme R.... se trouva bien de ce traitement, et partit de Vichy dans un état voisin de la
santé.

OBSERVATION IV.

Engorgement de la rate consécutive à la fièvre jaune. —
   Effet salutaire d'un séjour à Vichy. — Récidive au bout
   de deux ans; nouvelle guérison en 1869.

M. L...., qui est un riche négociant, est d'une
bonne constitution. Ayant habité les colonies, il
fut atteint à San-Francisco d'une fièvre intermittente. Il prit alors du sulfate de quinine, mais à
dose fractionnée. Il eut la fièvre jaune à Cayenne
et, chose remarquable, sous l'influence de l'extrême hyperémie qui en était la conséquence, la
fièvre d'accès s'est complétement dissipée. Un
séjour à Vichy a été salutaire, et M. L... est re-

tourné à San-Francisco dans un état de santé satisfaisant.

Au bout d'un an environ, le malade éprouva une douleur accompagnée de fièvre et d'accès de toux ; il vomit du sang et il en rendit également par les selles.

M. L... revint en France au mois de mars dernier, et se rendit en Auvergne, en attendant la saison des eaux, dans l'espoir d'y retrouver une seconde fois la santé. Il vint donc à Vichy, où il fut soigné par un de nos plus honorables confrères, et ce ne fut qu'au commencement du mois d'août que je vis le malade. L'examen que je fis alors des états organiques donna les résultats suivants :

On trouvait une légère diminution de sonorité et d'élasticité au sommet du poumon gauche ; la respiration auscultée y donnait un peu plus de dureté.

Les autres organes, à part la rate, donnaient les apparences de l'état normal. Ce dernier viscère présentait de haut en bas 9 centimètres, et d'un côté à l'autre, 18 centimètres. Il était épais, résistant et un peu douloureux.

Les articulations des doigts étaient très-légèrement tuméfiées et les mouvements des mains un peu engourdis.

L'indication était avant tout de remédier à

l'état de la rate qui seule offrait une lésion manifeste qui s'accordait soit avec les fièvres, soit
avec les hémorrhagies, soit avec la teinte de la
peau.

Je prescrivis le sulfate de quinine à la dose de
1 gramme par jour, des douches, et sous cette influence, la rate diminua d'une manière extrêmement rapide. Dès le premier jour, son diamètre
vertical ne fut plus que de 7 centimètres et l'horizontal que de 14. Les jours suivants l'état de M. L...
présentait les caractères que voici :

Examen physique : La rate est réduite à l'état
normal ; elle n'a plus que 4 centimètres sur 8.

La matité légère du poumon est à peine appréciable ; il n'y a ni toux ni crachats.

Le cœur a peu de volume ; il ne présente que
10 centimètres dans le sens horizontal et ne fait
entendre aucun bruit anormal ; les battements
sont faibles, le pouls est dans le même cas.

La teinte des capillaires et de la peau est plus
rosée.

Le tube digestif est sain ; seulement M. L... a
éprouvé parfois des sensations d'aigreur dans
l'estomac et dans la bouche. Je combattis avantageusement ces derniers accidents par l'usage de
l'eau des Célestins.

Sous l'influence de ce traitement, la rate se dé-
congestionna ; la congestion pulmonaire se dis-

sipa. Aussi la sonorité et l'élasticité ont reparu dans les points de la poitrine où j'avais constaté, de la manière la plus positive, de la matité.

Au moment du départ de Vichy de M. L..., il n'y avait plus à s'occuper de la rate, de la fièvre et des accidents généraux qu'elle causait.

Cependant il fallait éviter le retour possible du mal, et je crus devoir remettre par écrit au malade les conseils que je pensais être utiles pour l'avenir à sa santé.

Je lui conseillai, dès les plus faibles atteintes de la fièvre et de douleur dans le côté gauche, de faire usage de la potion suivante :

> Sulfate de quinine...... 1 gr.
> Eau................ 30
> Ajoutez 4 gouttes d'acide sulfurique.

A la Réunion, il sera utile de diriger sur le côté gauche, de temps en temps, des douches avec l'eau froide.

C'est surtout le soir qu'il faudra éviter de s'exposer à l'action des vapeurs qui s'élèvent de la terre humide.

Si le mal récidivait dans la colonie, il faudrait revenir en France.

Pour la lésion pulmonaire, il faut avoir très-fréquemment recours (100 fois par jour) à l'hyperpnéisme, c'est-à-dire aux respirations suspirieuses réitérées huit ou dix fois de suite.

Dans la crainte qu'il ne restât quelques traces de la lésion pulmonaire, je conseillai à M. L... de faire pendant cinq minutes, matin et soir, ou au moins une fois par jour, des frictions au niveau de la partie supérieure du poumon droit avec le liquide suivant :

> Teinture d'iode iodurée . . 10 gram.
> Eau . . . . 90 —
> ____________
> 100 gram.

On imbibe de la flanelle avec ce liniment, flanelle qui servira à faire la friction.

M. L... inspirera, matin et soir, les vapeurs qui s'élèveront d'un vase largement ouvert, au fond duquel on aura versé un peu de teinture d'iode iodurée ; ce liquide sera toujours placé à une grande distance de la bouche, dans la crainte d'irriter les poumons.

M. L... prendra chaque matin deux cuillerées à bouche de la potion suivante :

> Iodure de potassium . . . . 5 gram.
> Eau . . . . 45 —
> Sirop de fleur d'oranger. . 50 —
> ____________
> 100 gram.

Pour prévenir les hémorrhagies nouvelles, M. L... fera usage chaque soir, pendant huit jours, tous les mois, de 100 grammes de sucs de cresson, de laitue, etc.

Si les hémorrhagies reparaissaient, M. L....
prendrait une cuillerée toutes les deux heures et
même toutes les heures de la potion suivante :

Perchlorure de fer . . . . .   1 gram.
Eau . . . .   70 —
Sirop de gomme. . . . . .   29 —
                                ―――――
                                100 gram.

Au moment où du sang se représenterait dans
les crachats, on aurait tout d'abord recours à l'hyperpnéisme que l'on continuerait pendant quelques minutes, et l'on y reviendrait les jours suivants si du sang noir était rendu.

En même temps on aurait recours à des liga-
tures fortement serrées et placées au-dessous des
genoux et au-dessus des coudes, tandis que les
membres seraient tenus pendants.

M. L... fera usage d'une nourriture réparatrice,
fera habituellement de l'exercice et évitera surtout
le refroidissement.

Observation V.

Crampes dans tous les membres, diminution de force musculaire. — Constipation opiniâtre depuis plusieurs années.
— Emploi avantageux de l'eau thermale de Vichy.

Un ancien ouvrier peintre, établi depuis cinq
ans, avait eu deux fois dans sa vie des coliques saturnines dont il avait été parfaitement guéri par
l'emploi de la limonade azotique et des lavements
purgatifs.

Aujourd'hui le malade se plaint d'une constipation opiniâtre, de crampes dans tous les membres et de faiblesse musculaire progressive dans les muscles. Le malade nous montra que les muscles extenseurs étaient plus affectés que les fléchisseurs.

Je crus avec raison que les phénomènes dont se plaignait le malade étaient dus à une intoxication ancienne par le plomb. Je procédai à l'examen organique et je trouvai que le foie avait 13 centimètres de haut en bas ; le cœur 11 centimètres d'un côté à l'autre ; la rate 4 centimètres de haut en bas, et 8 centimètres d'un côté à l'autre.

L'S iliaque et le côlon descendant, contenaient des matières fécales, bien qu'ils ne fussent point le siége de douleurs.

Je prescrivis au malade de la limonade azotique et des lavements purgatifs ainsi composés :

<pre>
Follicules de séné . . . . .   20 gram.
Eau   200   —
Sirop de nerprun   40   —
</pre>
Ajoutez 2 cuillerées d'huile d'olive par lavement.

Je lui fis prendre en même temps, matin et soir, une douche rectale, et au bout de trois jours le malade trouva que son état de santé s'était beaucoup amélioré. Son teint qui, à son arrivée à Vichy, était jaunâtre et analogue à celui qu'ont les malades atteints de maladies organiques, de-

vint meilleur; cette coloration spéciale de la face
se dissipa. Le même traitement fut continué pendant un mois, et la santé s'améliorant de jour en
jour, le malade fut complétement rétabli après ce
temps de traitement,

OBSERVATION VI.

Diarrhée datant de douze ans que l'usage des eaux de
Vichy a fait disparaître. — Surdité survenue brusquement et sans coup appréciable. — Désobstruction du
conduit auditif interne par les inspirations et les expirations forcées.

La nommée X... est parvenue à l'âge de 45 ans;
sa constitution est excellente, mais elle est très-
impressionable et très-disposée aux affections
névropathiques. Presque toujours, elle a été su-
jette à la diarrhée qui avait lieu quatre ou cinq
fois par jour. Les selles étaient très-aqueuses,
tantôt bilieuses et contenaient des aliments mal
digérés. Pendant douze ans, cette entérorrhée
a continué, et c'est pendant le séjour que la malade a fait à Vichy, que les selles sont devenues
plus régulières, et qu'elles ont fini par revenir
à l'état normal. La malade est venue pendant
deux ans à Vichy, et s'est bien trouvée de l'usage
de l'eau thermale que l'on y prend.

Mais l'année dernière, il arriva que Mme X... en-
tendit moins bien qu'à l'ordinaire; puis cette sur-
dite se calma, et à la suite de celle-ci l'ouïe devint de

plus en plus dure. J'eus alors recours au cathétérisme de la trompe d'Eustache et aux injections.
La surdité augmenta au lieu de diminuer et les
deux oreilles se prirent ; c'était surtout à gauche
que les sons se faisaient entendre moins bien.
Loin que l'injection d'air dans l'oreille moyenne
et le cathétérisme aient soulagé notre malade,
il se manifesta des bourdonnements d'oreille et
une surdité plus grande à la suite de l'emploi de
ces moyens. Je ne trouvais dans le cœur, dans les
organes abdominaux, dans la région mastoïdienne
aucun symptôme, aucun signe qui fût en rapport
avec la lésion fonctionnelle.

Le bourdonnement d'oreille et la surdité per-
sistaient, mais à un degré plus fort à gauche
qu'à droite. Elle entendait les paroles que l'on pro-
nonçait distinctement en face ; mais dès que les
sons étaient produits latéralement, bien que
d'une manière assez forte, la malade ne les per-
cevait pas.

Sous l'influence des inspirations et des expirations forcées, pratiquées alors que la bouche et
le nez sont fermés, on eut le bonheur de faire
parvenir de l'air dans la cavité moyenne de l'o-
reille et de l'en faire sortir.

Voici le procédé opératoire que M. le professeur
Piorry indiquait dans sa clinique, je le mis en
pratique, et bien m'en prit :

La bouche étant fermée par l'occlusion volontaire, le nez l'étant également par une pression exactement pratiquée avec les doigts sur l'une et sur l'autre narine, on fait pratiquer une expiration très-forte dirigée par la trompe vers l'oreille moyenne, et immédiatement après on provoque un mouvement d'inspiration très-énergique qui détermine une véritable succion de ce même conduit auditif et de la caisse du tympan.

Mme X..., à vrai dire, a fait respirer les cavités auditives moyennes, et sous l'influence de ces respirations ou plutôt de ces mouvements d'allées et venues, la surdité a sensiblement diminué ; l'air a pénétré dans les cavités de l'oreille moyenne et les bourdonnements ont presque cessé. L'oreille droite surtout est infiniment meilleure.

Une semblable succession de mouvements qui, en définitive, n'est qu'une respiration de l'oreille moyenne, est d'une utilité extrême pour détruire les obstacles à l'entrée de l'air dans la trompe d'Eustache. Dans une multitude de cas M. le professeur Piorry en a tiré le plus grand parti.

OBSERVATION VII.

Ramollissement chronique de l'estomac simulant un cancer de cet organe. — Emploi de l'eau et des sels de Vichy à haute dose. — Guérison au bout de quatre mois de traitement.

Un négociant de Paris, âgé de 52 ans, vint me

consulter à Vichy au mois de juillet dernier. Ce monsieur se plaignait d'une vive douleur qu'il ressentait au creux de l'estomac, de digestions très-difficiles accompagnées le plus souvent de vomissements d'aliments. Il était même arrivé que deux fois il avait vomi des matières noires. L'appétit était presque nul et, par suite de manque de nourriture, le malade exténué avait considérablement maigri et était devenu si faible que, si l'état dans lequel il était eût continué encore quelques jours, le malade n'aurait pas tardé à mourir d'inanition.

L'examen organique de M. X... nous permet de constater la petitesse du cœur, du foie en rapport avec l'anémie.

Le facies était pâle, les vomissements fréquents, c'étaient les aliments qu'il rendait. On ne trouvait, ni par la palpation ni par la percussion, aucun signe de tumeur dans la région épigastrique. Il y avait de la constipation; mais, ne trouvant pas de matières accumulées dans le tube digestif, il était raisonnable de penser que le défaut de nourriture occasionnait ce phénomène.

D'après cet examen, il y avait tout lieu de croire que, bien qu'il n'y eût pas de tumeur et que tous les symptômes propres au cancer n'existassent point, le malade était atteint d'une affection organique grave de l'estomac et qu'il s'agissait sans doute d'un cas de ramollissement.

Ce fut dans cette idée que je prescrivis l'usage journalier de l'eau de Vichy, et que j'ordonnai au malade de prendre après chaque repas 5 grammes *de sels* dans une potion de 150 grammes d'eau édulcorée avec le sirop de fleur d'oranger. Pour combattre l'anémie, je lui prescrivis l'usage journalier du fer réduit par l'hydrogène.

Dès les premiers jours, les vomissements devinrent moins fréquents ; les jours suivants le malade put supporter les aliments, et au bout de vingt jours de traitement toute espèce de vomissement avait disparu. M. X... pouvait alors prendre des aliments solides et liquides ; l'appétit était revenu. On continua bien entendu l'usage de l'eau et des sels de Vichy.

Depuis cette époque, le malade a continué d'en faire usage ; nous avons eu l'occasion dans ces derniers temps d'apprendre de ses nouvelles par le médecin qui avait bien voulu nous l'adresser, et il nous a affirmé que, grâce à ce traitement, notre malade n'avait plus souffert de l'estomac.

Observation VIII.

Cas de néphrite albumineuse. — Consulté s'il y avait lieu
de suivre le traitement de Vichy ? — Malgré ma réponse
qui fut négative, on suivit un traitement de vingt jours,
d'où il résulta une amélioration peu sensible de l'état organique.

La dame qui vint me consulter était du départ-
ment du Nord ; elle était d'une constitution robuste
et d'un embonpoint considérable. Le ventre était
énorme, il y avait un peu d'œdème dans les jam-
bes, et la peau était d'un blanc mat.

J'interrogeai la malade, qui me répondit que sa
maladie avait commencé il y a deux mois à la
suite d'un érysipèle de la face ; l'enflure, dit-elle,
s'est prononcée d'abord aux pieds, puis aux jam-
bes, et enfin était arrivée à l'abdomen.

A l'examen des organes, on trouvait, en portant l'oreille sur la poitrine, un rhonchus trachéal
très-fort ; ce rhonchus avait lieu dans la bronche
droite, et c'est lui qui donnait lieu à la sensation
que l'on éprouvait en plaçant la main sur ce point.

Le cœur, mesuré et dessiné, présentait 12 centimètres d'un côté à l'autre ; on remarquait que
les cavités droites de cet organe étaient très-déve-
loppées.

Le foie avait 13 centimètres et n'était pas re-
foulé par les liquides qui se trouvaient dans l'abdomen ; la rate était normale.

Les reins, plessimétriquement et organographi-
quement étudiés, présentaient : le rein droit, 9 centimètres et demi sur 6 centimètres et demi, et le
rein gauche 6 centimètres et demi sur 5.

Dans l'étendue de la figure du rein droit que
circonscrit le plessimétrisme, la malade se plaignait d'éprouver une douleur très-vive, qui augmentait par la pression, et n'allait pas au delà
des limites tracées par la percussion.

Les urines, traitées par l'acide azotique, four-
nirent une coagulation abondante d'albumine.

Evidemment, chez cette dame, la lésion organique principale était la lésion du rein droit ; c'est
elle qui déterminait l'œdème que nous avions
constaté, et l'état de pâleur de la face.

L'hypertrophie du rein droit, la douleur vive
éprouvée dans cette région, et la présence d'albumine dans l'urine, me conduisirent à penser que
nous avions affaire à une néphrite albumineuse.

Que fallait-il ordonner en pareille circonstance ?
Evidemment ce n'était point les eaux thermales
de Vichy, et cependant ce fut cette seule médication à laquelle la malade avait confiance. Pendant
quarante jours et plus, elle prit donc matin et
soir deux verrées d'eau des Célestins et, chose
extraordinaire, au bout de ce temps-là le rein
droit était diminué de deux centimètres, la douleur était beaucoup moins forte et la quantité

d'urine rendue dans les vingt-quatre heures avait sensiblement baissé ; ce liquide était devenu plus foncé en couleur, et la précipitation de l'albumine par l'acide azotique n'était pas plus abondante, de sorte que la quantité d'albumine fournie était moins considérable. L'œdème avait subi également une marche décroissante.

Pour compléter l'historique de cette observation il faut ajouter que, pour faciliter l'expectoration de mucosités contenues dans les bronches, j'avais prescrit une potion légèrement émétisée.

Cette malade quitta Vichy dans un état assez satisfaisant; depuis cette époque, nous n'en avons eu aucune nouvelle.

Observation IX.

Calculs urinaires ayant leur siége dans les reins. — Augmentation de volume de ces organes chez un homme qui avait été atteint autrefois de périostite syphilitique. — Guérison par l'usage de l'eau de Vichy.

Ce malade nous raconte que, depuis un an environ, il avait été traité par son médecin ordinaire pour des douleurs néphrétiques dues à la présence de calculs que l'on pensait devoir être situés dans le rein, et que, malgré un traitement actif prescrit et suivi, on n'avait pas pu chasser au dehors les calculs urinaires qui occasionnaient les douleurs. Notre honorable confrère, dont le nom m'échappe, avait été cependant plus heureux en une autre circonstance où le malade avait été atteint d'une périostite, de nature syphilitique probablement, car le mal céda à un traitement antisyphilitique qui fut assidûment continué pendant trois semaines.

Le traitement qu'on employa consistait en une pilule de proto-iodure de mercure de 0,03 centigrammes matin et soir ; on administra concurremment l'iodure de potassium à la dose de 1 gramme, trois fois par jour ; des cataplasmes laudanisés furent appliqués sur les os douloureux ; on essaya aussi le sulfate de quinine, à la dose de 75 centigrammes par jour.

Le malade semblait complétement guéri de ces accidents, et les seuls états pathologiques qui existassent, à part la présence des calculs dans les reins, n'étaient autres que ceux de l'anémie.

Le foie, en effet, ne mesurait de haut en bas que 10 centimètres au lieu de 14 ; le cœur, de la base à la pointe, n'avait que 9 centimètres et demi ; le pouls était faible et diminuait par l'élévation du bras.

Les reins, mesurés par le plessimétrisme, n'étaient point d'un égal volume ; le rein droit était normal, mais le gauche était augmenté de deux centimètres environ.

Sans doute, cette hyperémie du rein était due à la présence de calculs. A cet effet, jo fis suivre au malade un traitement complet. Bains et douches sur les reins furent prescrits. Le malade prit matin et soir une verrée d'eau minérale, et au bout de quelques jours les douleurs néphrétiques devinrent moins violentes ; le mieux ne fit qu'augmenter les jours suivants, jusqu'à l'époque où le malade quitta Vichy dans un état très-voisin de la santé.

On comprend aisément que, pour remédier à l'état d'anémie dans lequel il était, je dus recourir à l'emploi des toniques, du fer, et à une alimentation on ne peut plus nutritive.

OBSERVATION X.

Catarrhe de la vessie présumé par le malade, tandis qu'il existait une tumeur développée dans le bassin, derrière le rectum se portant en avant. — Bons effets des douches ascendantes.

Un monsieur, âgé de 64 ans, éprouvait depuis fort longtemps des accidents du côté du tube digestif, tels que des douleurs violentes et de la diarrhée qui revenaient par intervalles ; dans ces derniers temps le malade allait jusqu'à vingt fois par jour à la garde-robe.

Le facies était excellent malgré les évacuations abondantes, le ventre nullement tendu, l'appétit conservé ; pas de vomissements, mais dans les selles des matières d'un brun verdâtre parmi lesquelles se trouvaient des grumeaux noirâtres en grande quantité.

L'examen me fournit les renseignements suivants :

Le foie, le cœur, la rate, étaient exempts de toute lésion anatomique. Mais au niveau de la région vésicale, on trouvait une matité très-résistante, tandis que le côté droit de l'abdomen donnait lieu à une sonorité et à une élasticité gaziques.

Le doigt introduit dans le rectum, je trouvai à gauche et en arrière à une hauteur de 4 centimètres, une tumeur arrondie, très-considérable, qui du reste ne tenait pas à l'organe et n'empêchait pas de porter le doigt beaucoup plus haut ; cette tumeur se prolongeait même un peu vers le côté droit.

La question était de savoir si ce n'était pas la vessie distendue par l'urine qui donnait lieu à cette matité du ventre ; le malade fut sondé, et, après l'évacuation du liquide, le son resta le même. Je percutai le bassin en arrière et je limitai un point dur qui avait 7 centimètres d'un côté à l'autre et à peu près les mêmes dimensions de haut en bas.

Il était important aussi de savoir si les petites tumeurs arrondies que l'on trouvait au-dessus étaient adhérentes au mésentère, ou étaient des matières durcies accumulées dans l'intestin. Je prescrivis des lavements avec le sirop de nerprun, et le lendemain, en examinant les

matières rendues par le malade, je trouvai, na-
geants dans une matière noire, une grande
quantité de grumeaux d'une consistance très-
dure. Cette coloration noire était-elle due au
fer que le malade avait pris, ou bien était-ce du
sang provenant de l'intestin ulcéré? Il devait y
avoir les deux choses; les grumeaux étaient probablement du sang, tandis que les matières
étaient colorées par le fer.

Après cet examen, je pensai pouvoir porter le
diagnostic suivant : à savoir qu'une tumeur devait exister dans la région précédemment indiquée, et que l'intestin était en outre ulcéré.

Je crus devoir dire au malade qu'il se trompait
sur la pensée d'être atteint d'un catarrhe vésical;
qu'au contraire la vessie était dans le plus parfait
état d'intégrité, que la lésion que nous avions
trouvée était bien différente quant à la nature, et
nous le rassurâmes en lui faisant espérer que le
temps porterait remède à cette lésion. Mais, puisqu'il était de passage à Vichy, nous lui conseil-
lâmes d'user de douches ascendantes, pensant
faire diminuer ainsi la tumeur et remédier le
plus possible aux ulcérations intestinales qui
existaient.

M. X... écouta mes conseils; il se fit administrer régulièrement pendant un mois des douches
telles que je les avais indiquées; et, bien que le

traitement de Vichy ne fût point conseillé en pareille circonstance, il produisit un peu d'amélioration ; non-seulement l'état local du mal, mais encore l'état général devint meilleur.

OBSERVATION XI.

Cas de goutte datant depuis deux ans ; prompte amélioration par l'usage des eaux de Vichy.

Dans le cours du mois d'août dernier, je fus consulté par un ancien officier supérieur de l'armée, âgé de 62 ans, pour des phénomènes goutteux qu'il éprouvait depuis deux ans.

Ces douleurs avaient leur siége dans les petites articulations des pieds, et la douleur était plus considérable vers le gros orteil, la cheville et le talon du côté droit. Après une durée plus ou moins longue, cette douleur finissait par se dissiper et laissait ordinairement après elle une rougeur et un gonflement vers la partie affectée. Le malade avait employé une foule de médications, voire même un grand nombre de spécialités en vogue contre la goutte. Rien n'avait fait ; les attaques se succédaient à des époques assez rapprochées les unes des autres, et au moment même où le malade arriva à Vichy, les douleurs dont il se plaignait étaient excessivement vives.

Je le soumis à l'instant au traitement thermal. Dès le premier jour, je lui prescrivis une verrée d'eau à prendre matin et soir, et un bain prolongé d'une heure dans l'intervalle. Presque instantanément les douleurs se calmèrent, et après un traitement d'un mois, le malade quitta Vichy dans le meilleur état de santé.

Je crois devoir joindre aux observations précédentes les trois faits suivants, qui, bien qu'ils ne se rattachent point d'une manière absolue à la classe nosologique des maladies traitées par les eaux de Vichy, prouvent jusqu'à un certain point, que dans ces mêmes affections *chroniques* les douches peuvent être de quelque utilité pour le traitement.

OBSERVATION XII.

Cas de rhumatisme chronique guéri par les douches pratiquées dans l'établissement de Vichy.

Un malade, âgé de 34 ans, avait été atteint en 1866 d'un rhumatisme articulaire aigu. Il éprouva en effet à cette époque des douleurs excessives dans les membres inférieurs ; ces douleurs étaient accompagnées d'un état fébrile. Les articulations étaient tuméfiées, la moindre pression était excessivement douloureuse. C'était principalement l'articulation tibio-fémorale gauche, comme l'indique le malade, qui était le siége de la plus vive douleur.

Le traitement prescrit par le médecin ordinaire du malade, consista dans une saignée générale réitérée, dans le repos des organes malades, les membres étant tenus dans une demi-flexion, dans l'emploi des boissons à haute dose et dans des bains. Sous l'influence de ce traitement le mal se calma, les douleurs cessèrent bientôt, et douze jours après les accidents furent presque complétement dissipés.

Mais les muscles de la cuisse et des mollets, particulièrement à gauche, étaient le siége de douleurs excessivement prononcées qui empêchaient le malade, à certaines époques de l'année, et principalement pendant la saison froide et humide, d'exécuter le moindre mouvement sans éprouver de la douleur ; il en était ainsi, quoique à un moindre degré, des muscles du bras et de l'avant-bras. Le malade, qui habitait non loin de Vichy, pensant qu'il serait bon de recourir peut-être à un traitement sérieux pour se débarrasser des douleurs qui reparaissaient presque à des époques fixes, vint me consulter.

L'examen organique du malade m'apprit que le cœur, le foie, les poumons étaient sains, que le cerveau et ses fonctions étaient dans le meilleur état. Le malade n'avait point de fièvre. Je lui prescrivis un traitement analeptique et l'usage des douches thermales, à faire pratiquer tous les jours pendant dix jours consécutifs. Ce traitement fut ponctuellement suivi ; les douleurs dont il a été question ne reparurent pas, et j'ai appris cette année, par correspondance, que le malade n'a plus ressenti, pendant la saison d'hiver, les douleurs qu'il éprouvait auparavant.

OBSERVATION XIII.

Cas remarquable de pneumonie chronique. — Emploi des douches thermales. — Amélioration rapide au bout de quatorze jours de traitement.

M. X...., ancien maître d'hôtel de Paris, est âgé de 51 ans ; sa constitution est robuste. Il se plaint de tousser et d'éprouver une douleur à la partie inférieure du thorax, à droite et vers les dernières côtes. Cette toux a été plus forte qu'elle ne l'est. Les crachats qu'il rend sont constitués par des matières jaunes puriformes. La respiration ne se fait point librement. Le pouls est naturel, le facies excellent, la peau n'est pas chaude. En résumé les symptômes fonctionnels existent à peine, l'aspect général est bon, et sans les crachats on ne se douterait point qu'il y ait une maladie chronique des poumons.

Si on percute profondément les deux poumons en avant, on trouve qu'à droite il y a de la matité ; si on percute superficiellement, on ne perçoit pas la même chose, mais on s'assure qu'il n'y a point d'épanchement pleurétique. En avant, on entend la respiration vésiculaire ; mais si la respiration est un peu profonde, on entend la respiration

bronchique. Le poumon gauche en arrière est sonore et élastique, le poumon droit est mat. Sur
ce même point, en arrière, on entend à l'auscultation une respiration dure; il n'y a point de dilatation des cellules pulmonaires quand le malade
respire. Nulle part on n'entend de ronchus crépitant, de retour ou primitif. La toux est en définitive très-sèche. Tout à fait en bas, par la percussion superficielle, on trouve de la matité.

Le diagnostic fut le suivant : pneumonie passée
à l'état chronique.

L'examen du cœur trouvait à cet organe 12 centimètres d'un côté à l'autre, le foie était volumineux; il présentait 16 centimètres de haut en bas;
le pouls était assez développé.

On pouvait absolument, avec de telles me-
sures, avoir recours à une saignée, préparatoire
au traitement thermal. J'ordonnai donc une saignée de 500 grammes, et la quantité de sang que
perdit ainsi le malade ne diminua en rien ses
forces. Sous l'influence de la saignée, la matité
diminua à peine, et comme les crachats sortaient
avec difficulté, je prescrivis à M. X..., la potion
suivante à prendre par cuillerée à bouche toutes
les dix minutes :

> Tartrate antimonié de potasse.   5 centigr.
> Eau. . . . .   100 gram.
> Sirop d'ipécacuanha . . . . .   50 —

Sous l'influence de ce traitement, l'expectoration se fit mieux.

Pour remédier à la matité pulmonaire qui existait à droite et en arrière, je soumis le malade aux douches thermales, et quatorze jours après, la matité avait sensiblement diminué.

OBSERVATION XIV.

Pneumonie chronique datant de cinq ans, avec matité très-accentuée en arrière du poumon droit. — Digestions difficiles chez le malade. — Effets salutaires de l'eau de Vichy.

Cette observation a trait à une matité en rapport avec une pneumonie chronique existant en arrière du poumon droit. La partie indurée avait plus de 12 centimètres de long sur 12 de hauteur ; Je limitai plessimétriquement l'étendue de cette matité. Les crachats étaient épais, visqueux et brunâtres. Comme l'expectoration était un peu gênée, je fis prendre au malade de légers expectorants, tels que le tartre stibié à très-faibles doses, le sirop d'ipécacuanha. Je fis pratiquer, matin et soir, des frictions avec la teinture d'iode sur les endroits où existait la matité en même temps que des douches qui lui furent administrées dans l'établissement thermal. La matité pulmonaire ne tarda pas à diminuer et la sonorité revint.

Mais chez notre malade, il existait un autre état pathologique : les digestions étaient difficiles, et c'est à cet effet qu'il était venu faire une cure à Vichy. Je lui fis prendre tous les jours quatre verrées d'eau de l'Hôpital, et les accidents du côté de l'estomac ne tardèrent point à s'amender. L'amélioration devint de jour en jour plus sensible, et le malade s'en retourna dans la Vendée, qu'il habite, dans l'état le plus satisfaisant.

OBSERVATION XV.

PUBLIÉE PAR M. LE PROFESSEUR PIORRY.

Tumeur très-volumineuse développée au-dessous et derrière le foie. — Diminution très-rapide et journalière dans les dimensions de cette tumeur. — Mensuration et délimitation très-exactes. — Guérison en moins de deux mois.

M. P..., âgé de 47 ans, me fit appeler le 14 février 1868, et j'allai le visiter avec un de mes excellents élèves, M. le Dr Souligoux, lequel est très-versé dans la théorie et dans la pratique du plessimétrisme.

A part quelques légers maux de tête auxquels, depuis son jeune âge, il avait été sujet, M. P... n'avait jamais été malade, et sa constitution était robuste.

Dirigeant une grande fabrique de tôlerie, il ne se livrait pas lui-même à des travaux manuels excessifs.

Vers le milieu de l'année 1866, sa santé s'altéra, l'appétit se perdit. Les sclérotiques et la peau présentèrent, ainsi que l'urine, une teinte jaune; le malade maigrit. On reconnut une souffrance chronique du foie ou au moins des voies biliaires; un honorable médecin d'Aurillac m'avait recommandé M. P..., dont l'état organique était le suivant :

Tous les viscères, à part l'appareil biliaire, explorés avec une attention scrupuleuse, ne donnaient aucun signe de souffrance; la dernière portion du tube digestif renfermait bien des scories en proportion notable; mais aucune douleur ne se manifestait dans l'étendue de l'abdomen.

On éprouvait par le toucher, à droite de l'épigastre, un sentiment de résistance, de tension que l'on ne trouvait pas à gauche. Le foie, très-exactement mesuré au moyen du plessimétrisme s'étendait, à gauche, à 7 centimètres par delà la ligne médiane, et son diamètre vertical, ou au niveau du mamelon, ne différait pas de celui que l'on observe à l'état normal (de 13 à 14 centimètres); ces dimensions doivent être notées ici avec le plus grand soin, attendu qu'elles n'ont pas varié pendant toute la durée de la maladie, tandis que celles de la tumeur ont, d'un jour à l'autre, notablement diminué.

Au niveau du rebord inférieur du foie, et précisément sur la région où d'ordinaire on rencontre la cystichole (vésicule biliaire), je trouvai tout

d'abord une matité hydrique des plus accentuées;
non-seulement elle était superficiellement obtenue, mais encore on la constatait profondément,
tandis qu'à sa droite et à sa gauche se rencon-
traient les sons normaux propres au tube digestif.
Cette matité se continuait par en haut au-dessous
du foie, de telle façon qu'en plessimétrisant
superficiellement, on constatait la présence de
l'organe hépatique, reconnaissable à moins de
dureté et de résistance que sur le point malade,
tandis qu'en percutant plus fort et plus profondément, on constatait, de la manière la plus évidente, un défaut complet de sonorité et d'élasticité dû à la partie lésée; l'espace occupé par la
matité absolue était à peu près aussi étendu derrière et au-dessous de la glande biliaire, que par
delà le rebord hépatique. La forme de ce même
espace presque circulaire était dans le diamètre
vertical de 11 centimètres, et transversalement
de 10 centimètres. Le foie présentait une dimension un peu moins considérable que dans l'état
normal; car, bien qu'il dépassât de 6 centimètres
la ligne médiane, on ne lui trouvait que 1 déci-
mètre 5 millimètres au niveau du mamelon. Il
me fut entièrement impossible de constater, sur
un point quelconque, la présence de la vésicule
du fiel.

Les dimensions organiques du foie et de la

tumeur furent dessinées avec le plus grand soin sur une pièce de linge qui fut conservée à l'effet de comparer les dimensions ultérieures de ces parties avec celles que l'on venait d'obtenir.

La teinte jaune de la peau et de la sclérotique, celle de l'urine étaient aussi marquées que l'année précédente ; mais aucun autre phénomène nouveau n'était venu se joindre aux symptômes dont il s'agit.

La nature de la tumeur qui vient d'être décrite n'était rien moins qu'évidente ; et, encore aujourd'hui qu'elle est presque complétement dissipée, il serait téméraire d'affirmer quel est son caractère. Toutefois, certains faits qui s'y rapportaient permettaient d'établir : 1° qu'elle était arrondie et avait la forme d'un kyste uniloculaire; 2° qu'elle contenait un liquide, ce que révélaient la matité absolue et la disposition globuleuse qu'elle présentait; 3° qu'en grande partie, elle était indépendante du foie dont elle dépassait le bord, mais qu'elle s'étendait largement au-dessous de cet organe dont la face inférieure la recouvrait; 4° que rien ne portait à croire qu'elle fût constituée par une production carcinique; 5° qu'il était possible que le mal consistât en un kyste simple (hydrocélie); 6° que l'absence du frémissement hydatique était une raison pour croire que la lésion observée ne devait pas être rapportée

à la présence d'acéphalocystes ; 7° que le siége
et la forme de la tumeur, l'impossibilité de trouver sur quelque point du rebord hépatique la
cystichole (vésicule biliaire), et de plus, l'existence
de la cholémie (ictère, jaunisse) devaient faire admettre quelque obstacle au cours de la bile, et
que la célie en question n'était peut-être autre
chose qu'une vésicule biliaire dilatée par des liquides, ainsi que j'en ai vu des exemples ; 8° que
le foie n'était pas déformé, et que rien ne prou-
vait qu'il participât à l'affection dont M. P... était
atteint ; 9° que la cholémie ou jaunisse pouvait
bien n'être que le résultat de la compression exercée par la tumeur sur les conduits hépatique ou
cholédoque, etc., etc.

D'après ces données pathologiques, après avoir
réitéré mes recherches diagnostiques et alors que,
dans l'intention de mieux explorer, j'avais préala-
blement invité le malade à se priver, le matin,
d'aliments, *pour que l'estomac fût vide, recherches qui donnèrent exactement le même résultat que
les précédentes*, j'eus recours au traitement que
voici :

En thérapisme, toutes les fois qu'il reste quelque doute dans l'esprit sur l'existence d'une
lésion, et que plusieurs états pathologiques peuvent être accusés d'avoir produit la série de phénomènes observés chez un malade, la conduite à

tenir, telle que la prudence et l'intérêt du malade l'exigent, est d'instituer un traitement qui, dans les circonstances que l'on admet pouvoir exister, puisse être utile, mais jamais nuisible. C'est dans cette pensée que j'ai prescrit à M. P... les moyens suivants :

1° Des frictions faites matin et soir sur la tumeur avec la flanelle imbibée de la dissolution d'une partie de teinture d'iode dans 19 parties d'eau ;

2° L'usage intérieur de l'iodure de potassium, à la dose de 50 centigrammes, trois fois par jour. Mon but en employant ce médicament non dangereux (quand on est modéré dans les doses), était d'agir sur quelque cause interne que l'on supposait pouvoir exister ;

3° *Des douches ou irrigations froides, prises chaque jour durant cinq ou dix minutes, et dirigées par un jet fort et continu sur la tumeur elle-même.*

Ces injections extérieures et locales furent continuées depuis le 15 février jusqu'au 1er avril ; c'est à elles que je crois devoir, en très-grande partie, attribuer le succès remarquable obtenu chez M. P...

4° Une compression méthodique pratiquée sur la tumeur, non pas avec un bandage, mais avec la main du malade lui-même, alors qu'il serait au

lit et que les muscles abdominaux seraient relâchés ;

5° Des purgatifs scorrhéïques (dont l'action est
d'évacuer les matières stercorales ou scories),
donnés dans l'intention de remédier à l'accumu-
tion des fèces, laquelle était pour quelque chose
dans les coliques légères parfois éprouvées par
le malade ;

6° Un régime composé d'aliments qui, sous un
un petit volume contenant beaucoup de principes nutritifs, ne dégageassent que peu de gaz et
tinssent peu de place dans l'abdomen.

L'ensemble du traitement qui précède fut continué avec la plus grande ponctualité depuis le
19 février jusqu'au 2 avril suivant : total un mois
et demi. Pas un seul jour ne se passa sans que
M. P... prît une douche froide de la façon qui a
été dite ; toutes les deux ou trois fois vingt-quatre
heures, je dessinai sur une nouvelle pièce de linge
appliquée sur la partie malade, les limitations
successivement décroissantes de la tumeur ; de
sorte que j'obtins ainsi et que je conservai autant
de figures plessimétriques que j'examinai de fois
la région hépatique ; or, rien n'était plus remarquable que de voir, toutes les quarante-huit ou
soixante-douze heures, la circonférence de l'espace mat diminuer de 6, 5, 4, 3, et à la fin de 1
à 2 millimètres, de telle sorte qu'après quarante

et quelques jours, les dimensions de la tumeur
étaient réduites à 2 centimètres sur 12 millimètres. J'ai calqué et réuni ensuite les figures dont
il s'agit sur du papier, puis elles ont été gravées,
et enfin imprimées avec l'observation à laquelle
elles ont trait, et l'on pourra voir dans l'*Evénement
médical* la diminution survenue jour par jour, sous
l'influence du traitement, dans la dimension de
l'espace occupé par le son mat.

En même temps qu'advint cette immense amélioration dans l'état matériel du malade, la cholémie ou ictère pâlit d'abord, puis disparut;
l'urine reprit sa couleur naturelle, l'appétit se
prononça, les digestions devinrent excellentes,
les forces se rétablirent, et dans les premiers
jours d'avril, M. P... partit pour Aurillac, et en
revint peu de temps après dans le meilleur état de
santé.

Il est à remarquer que le 10 avril les débris de
la tumeur qui était encore diminuée de 2 millimètres, donnaient lieu à la seule matité que l'on
trouvât au-dessous du bord inférieur du foie.

Cette circonstance confirme encore le jugement
porté par moi dès les premiers temps du traitement, à savoir, que la lésion observée n'était
autre que la vésicule biliaire, dilatée par un liquide
accumulé dans sa cavité, et qui ne trouvait pas
d'issue par le conduit cystique. Cette vésicule de-

vait s'être en partie atrophiée, car les restes de la
tumeur avaient des dimensions moins considérables que celles qui d'ordinaire sont propres à la
cystichole. L'oblitération du canal cystique est
encore rendue probable par cet autre fait que la
matité n'augmentait dans aucun cas d'étendue,
comme cela aurait dû avoir quelquefois lieu si
de la bile avait pu pénétrer encore dans le kyste
que je crois être ou avoir été la vésicule du fiel (1).

P.-A. PIORRY.

(1) J'ai eu l'occasion de voir, l'année dernière, M. P...,
à Vichy, et j'ai pu constater que la guérison s'était complétement maintenue. (Dr L. S.)

CHAPITRE CINQUIÈME

LES EAUX DE VICHY

Mode d'action des eaux de Vichy. — Des propriétés particulières à chaque source ; température des sources, produit
des sources. — Propriétés physiques et chimiques des
eaux ; tableau général d'analyse. — Mode d'administration des eaux.— Régime à suivre pendant le traitement.
—Vichy et son établissement thermal.

Avant d'employer un médicament quelconque
il faut du moins connaître sa composition et savoir comment il agit. Pour les eaux de Vichy,
nous renverrons à la fin de ce chapitre la solution
de la première partie de ce problème ; quant à
savoir le mode d'action des eaux de Vichy, nous
allons essayer d'y répondre par les considérations générales suivantes :

La composition de ces eaux est essentiellement
alcaline, et c'est incontestablement à cette propriété chimique que ces eaux doivent leur propriété thérapeutique.

Le bicarbonate de soude en effet, l'élément
principal qui les constitue, agit d'une manière

énergique sur le sang et sur toutes les sécrétions
en général, et personne n'ignore que le sang, qui
est le premier de tous nos organes, est alcalin de
même que presque toutes nos humeurs. Cela ne
nous semble-t-il pas déjà indiquer que pour que la
santé ne soit en rien troublée, il faut avant tout
que le sang et nos humeurs conservent leur alcalinité? Si au contraire cette alcalinité venait à
diminuer ou finissait par disparaître, alors la santé
serait troublée et dans ce cas ce serait par l'u-
sage des alcalins qu'il faudrait la rétablir. C'est
là précisément le mode d'action des eaux minérales de Vichy.

M. Mialhe, qui est un chimiste fort distingué et
dont les travaux importants sur les eaux de Vichy lui ont valu, sans doute, l'honneur d'être un
des administrateurs actuels de l établissement
thermal, s'explique ainsi qu'il suit dans un article qu'il a publié en 1848 dans l'*Union médicale;*
son raisonnement à ce sujet est si séduisant, je
l'avoue, que je vais le reproduire :

« Puisque dans les animaux, dit M. Mialhe, les
principales humeurs sont généralement alcalines,
puisque les réactions qui ont journellement lieu
dans l'économie animale se passent, pour la plupart, dans un milieu alcalin, il est incontestable
que si ces humeurs deviennent neutres et surtout
acides, il surgira infailliblement des troubles fonc-

tionnels considérables. En présence des acides, ou seulement en l'absence des alcalis, les phénomènes chimiques accoutumés ne se produiront plus de la même manière ; le travail de la nutrition n'accomplira plus les métamorphoses nécessaires; tous les liquides vitaux, dont la composition est alors si opposée à leur nature, ne seront plus aptes à déterminer les changements interstitiels, les modifications intimes qu'ils sont destinés à faire naître dans la profondeur des organes. L'économie, inhabile à supporter un pareil état, luttera d'abord ; mais bientôt, cédant à cet envahissement général, l'affaiblissement, la maigreur surviendront, conjointement avec de graves maladies, qu'il ne sera pas facile de maîtriser, si les acides dominent depuis longtemps. »

Ainsi, d'après M. Mialhe, si les liquides vitaux et principalement le sang ne sont pas alcalins, l'affaiblissement, la maigreur et de graves maladies surviendront.

Quelles seront donc ces maladies ? Nous avons décrit les principales que l'on traite particulièrement à Vichy, dans un chapitre spécial.

La goutte, par exemple, ne réside-t-elle pas dans un état spécifique particulier de l'organisme consistant dans un excès d'*acide* urique dans les humeurs ? L'eau de Vichy devra dès lors être favorable au traitement de cette affection, car le bicarbonate de soude est un agent dépuratif par excellence et bien capable de débarrasser le sang des matériaux impurs qu'il peut contenir. Ce médicament (le bicarbonate de soude) a en effet la propriété de transformer cet acide en *urate de soude*, lequel sel se dissout quand la soude est en excès.

Les personnes atteintes de gravelle se trouvent bien également de l'emploi des eaux de Vichy, et c'est à la propriété sus-mentionnée de ces eaux que bien des cures leur sont redevables.

Il convient donc d'avoir recours contre ces affections à l'usage du bicarbonate de soude, sans avoir à craindre des effets fàcheux d'une telle médication, et afin de rassurer mes lecteurs à cet effet, je crois devoir reproduire à cette occasion un passage suivant de d'Arcet, qui se trouve dans presque tous les ouvrages où il a été question de la thérapie alcaline.

Cela est si vrai, que, « dans les fabriques, dit d'Arcet, où l'on extrait du sel de soude de la soude brute, il y a des ouvriers qui passent leur vie à piler, tamiser, et embarriller le sel de soude, de telle sorte que les parois des murs et les vêtements des ouvriers en sont tout couverts. Ces ouvriers passent dix heures par jour dans ces ateliers, sans prendre aucune précaution ; ils doivent, par conséquent, y respirer et avaler une grande quantité de sel de soude ; or, ceux qui y travaillent depuis six ou sept ans, ayant été interrogés, ont déclaré qu'ils n'y éprouvaient aucune incommodité ; qu'ils y avaient plus tôt faim, et plus grande faim que dans les autres ateliers de la fabrique ; qu'ils étaient, en général, plutôt constipés que relâchés. J'ai, en outre, dit également d'Arcet, constaté que l'urine de ces ouvriers était rarement acide, et presque toujours fortement alcaline. »

Dans le traitement du diabète par les eaux de Vichy, en dehors des différentes théories que nous avons exposées sur les causes de cette affection, ne convient-il pas de prendre en grande considération l'opinion de M. Mialhe, qui croit que dans cette maladie, le sang est devenu neutre ou acide par défaut d'alcalinité, d'où il résulte un vice d'assimilation de la glycose, et de là la présence du sucre dans les urines?

Dans les affections des organes de la digestion, les eaux de Vichy ne rétablissent-elles pas les organes et les fonctions digestives, en modifiant les sécrétions vicieuses de l'estomac, en favorisant la dissolution des parties albumino-fibrineuses des aliments, matières insolubles par leur nature ou coagulées par les acides du suc gastrique?

Le mode d'action de ces eaux n'est-il pas, dans les maladies du foie, d'agir comme résolutives lorsqu'il y a engorgement? Puis en modifiant la bile dans sa nature et dans sa consistance, en augmentant l'alcalinité naturelle de cette humeur, ces eaux la dissolvent, et en la rendant plus fluide elles en facilitent l'écoulement au dehors.

Dans les engorgements tels que ceux de la rate, de la matrice, des ovaires qui, dans la plupart des cas, sont le résultat d'une altération profonde de la nutrition, les alcalis ne sont-ils pas utiles?

Enfin, en ce qui touche même le cancer, Ch. Petit n'a-t-il pas eu raison de citer ce passage de Lorry extrait du livre *De melancholia et morbis melancholicis* où cet auteur dit avoir remarqué que le virus cancéreux est assez acide pour faire effervescence avec les terres absorbantes? Est-ce sans raison qu'il attribue la fragilité des os, que l'on remarque chez les malades affectés de cancer, à l'action rongeante d'un acide, par suite de la résorption de ce virus? Il parle d'une femme qui aimait trop les acides et qui mourut avec ses os extrêmement ramollis — *Mulier acidis nimium delecta, ossibus mirum in modum emollitis periit,* — et il cite, comme ayant été témoins de faits semblables, Cl. V. Pringle et Navier. Il dit que le rachitisme des enfants est tout acide — *Rachitis infantum tota acida est,* — et il ajoute que c'est à cause du ramollissement des os dans la maladie vénérienne qu'Astruc prétendait que son virus était acide. Il parle encore d'une femme cancéreuse, ayant des douleurs dans les os, chez laquelle il a constaté que la salive était acide, et qui mourut avec ses dents toutes corrodées.

Comme on le voit, l'effet essentiel des eaux de Vichy est de combattre les prédominances acides que l'on observe dans les affections dont nous avons parlé, précisément parce que ces eaux sont alcalines et qu'elles rendent le sang plus fluide en raison même du bicarbonate de soude qu'elles contiennent en proportion considérable.

La médication thermale, il faut le dire, est excessivement active, et ses effets ne tardent point à se manifester par la constatation des phénomènes que l'on observe en examinant l'urine et la transpiration des personnes qui sont soumises à ce traitement.

D'Arcet, l'auteur que nous avons déjà cité, a fait, à Vichy, un grand nombre d'observations qui prouvent jusqu'à l'évidence la propriété alcaline de ces eaux.

Ces expérimentations qui sont toutes consignées dans les *Annales de chimie et de physique*, sont, par le fait, si simples et si vraies, que d'Arcet a été parfaitement cru sur parole. — Voici ses observations :

« Un verre ou 2 décilitres d'eau thermale de Vichy, dit ce célèbre chimiste, contenant environ 1 gramme de bicarbonate de soude, pris à jeun, et l'urine étant acide, ne suffit pas pour alcaliser cette sécrétion ; l'urine, quoique moins acide, reste parfaitement claire, et ne laisse déposer qu'un peu de mucus, dans l'espace de douze heures.

« En prenant à jeun deux verres d'eau de Vichy qui contiennent environ 2 grammes de bi-carbonate de soude, l'urine devient promptement alcaline ; elle est alors très-claire, et ne laisse déposer en refroidissant que peu de mucus. Les urines rendues pendant la journée ont les mêmes caractères, et c'est seulement huit ou neuf heures après avoir bu l'eau de Vichy, que l'urine reprend son acidité naturelle.

« Trois verres d'eau de Vichy, bus à jeun, in-fluent sur la sécrétion de l'urine de manière à la rendre alcaline presque pendant vingt-quatre heures ; l'urine, dans ce cas, est parfaitement claire, et ne laisse déposer, en refroidissant à l'air, que très-peu de mucus.

« En buvant quatre verres d'eau de Vichy, qui représentent à peu près 4 grammes de bicar-bonate de soude sec, l'urine est constamment alcaline ; cette urine est bien claire, et ne laisse déposer que peu de mucus, quoique restant ex-posée à l'air pendant douze heures.

« Cinq verres d'eau de Vichy, bus le matin à

jeun, produisent les mêmes effets, mais d'une manière encore plus prononcée. A ce terme, l'urine est constamment alcaline et parfaitement claire ; celle que l'on rend le matin est très-colorée, bien claire, et ne laisse déposer que très-peu de mucus ; l'alcalinité augmente encore dans l'urine de la nuit, lorsqu'on s'est baigné dans l'eau minérale avant le dîner, et surtout lorsqu'on a dû, pour remédier à une digestion pénible, boire un verre d'eau de Vichy dans le courant de la soirée.

« Ce qui précède fait voir que les buveurs d'eau qui prennent, à Vichy, jusqu'à cinq verres d'eau minérale, chaque matin, et qui se baignent en outre tous les jours dans l'eau thermale, se trouvent soumis à un régime dont le résultat doit être d'alcaliser leur urine pendant tout le temps qu'ils prennent les eaux, c'est-à-dire trente ou quarante jours de suite. »

D'après les faits qui ont été observés par nos honorables confrères et par nous-même, les eaux de Vichy exercent une action énergique sur la circulation ; c'est probablement sous l'influence de l'alcalisation que le sang acquiert une expression plus active et que dès lors les engorgements ou l'épaississement des organes ont une tendance à se résoudre. Ce raisonnement viendrait à l'appui des théories que Thomson, Hastings, Wilson,

Kattenbrunner, etc., ont faites pour démontrer la formation de l'engorgement ou de l'épaississement. Ils ont dit que le sang, par suite d'une cause irritante ou inflammatoire quelconque, afflue avec plus d'abondance dans les points irrités ; que dans cette circonstance la transformation du sang artériel en sang veineux ne se fait plus aussi complétement ; que les globules du sang se trouvent par conséquent serrés les uns contre les autres ; qu'ils se collent et forment par leur réunion de petits caillots dont une partie passe dans les capillaires veineux. Si cet état fluxionnaire continue, il arrive un moment où la circulation s'arrête ; les veines alors se dilatent, en laissant perspirer et déposer, dans les parties environnantes intrafibrillaires des tissus une matière coagulable, albumineuse et fibrineuse qui s'épaissit après s'être extravasée par inflammation ou par hémorrhagie, ce qui donne lieu aux divers engorgements que l'on constate chez les malades.

Cette théorie est d'autant plus admissible, dit M. le Dʳ F. Barthez dans son remarquable ouvrage où il a reproduit le passage des auteurs sus-mentionnés, « cette théorie est d'autant plus admissible, que partout où il existe un état inflammatoire, nous voyons la nature développer sur ces points des produits fibrineux ou pseudo-membraneux. »

L'action des eaux de Vichy ne se borne pas là; sous leur influence, la sueur, d'acide qu'elle est, devient alcaline, bien que la transpiration ne soit pas augmentée. Les sécrétions qui sont fournies par les membranes muqueuses, bien que dans l'état de santé elles soient alcalines, acquièrent un degré plus grand d'alcalinité, lorsqu'on fait usage de ces eaux.

Les eaux de Vichy ont encore la propriété de diminuer la sécrétion des muqueuses, et c'est évidemment en agissant de la sorte, qu'elles sont efficaces contre certains catarrhes chroniques et notamment contre ceux de la vessie, etc.

D'après ce qui précède, de tous les phénomènes que détermine l'usage des eaux de Vichy, l'alcalisation est le *seul*, comme l'a très-bien dit Ch. Petit, qui soit constant chez tous les malades, quelle que soit la maladie dont ils sont atteints, et la source dont ils font usage. Quand on veut approfondir l'action des eaux de Vichy, on peut courir le risque de suivre les errements de nos devanciers, et de dire comme eux, que leurs éléments *agissent sur le principe vital par une action mystérieuse;* mais, grâce à la chimie, nous sommes heureux d'avoir pu constater, en étudiant la nature des sécrétions et des excrétions pendant qu'on fait usage de ces eaux, les changements qui s'opèrent dans l'organisme.

L'analyse chimique d'une eau minérale doit être sans doute le point de départ, l'indice d'une bonne thérapeutique ; mais, cette instruction acquise, il faut que le médecin sache, par les résultats cliniques, quels sont les cas où il convient de l'employer, et ce n'est que par l'étude approfondie de la combinaison intime des éléments qui la constituent, que l'on peut savoir quand on devra en faire usage. Ce sont donc les propriétés spéciales des différentes sources de Vichy que nous allons passer en revue, en nous dispensant toutefois d'en faire soit la topographie, soit l'historique.

LES SOURCES.

Les sources de l'Établissement thermal, propriété de l'Etat, et affermées à la Compagnie, sont au nombre de neuf ; ce sont :

1. La Grande-Grille, source naturelle ;
2. Le Puits-Carré, id.
3. Le Puits-Chomel, id.
4. Lucas ou les Acacias, id.
5. Rosalie ou l'Hôpital, id.
6. Les Célestins, id.
7. Hauterive, source artésienne ;
8. Mesdames, id.
9. Parc, id.

La Grande-Grille. — Température 42° centigrades. Elle donne 98,000 litres d'eau par vingt-quatre heures.

Elle est située à l'angle nord-est de la galerie Nord de l'Établissement de première classe.

Une partie de ses eaux est consommée par les buveurs, l'autre alimente les bains.

L'eau de la source de la *Grande-Grille* est particulièrement employée avec succès dans les maladies des voies digestives, les engorgements du foie et de la rate, les pesanteurs d'estomac, les affections lymphatiques, les coliques hépatiques, les obstructions viscérales, les suites des fièvres paludéennes, les calculs biliaires, les maladies de l'utérus, la gravelle.

Elle détermine souvent une légère purgation.

Le Puits-Carré. — Température 45° centigrades. Son débit est de 202,000 litres par jour. Elle est située au milieu de la galerie nord du grand Établissement, et ne peut être vue qu'en visitant les galeries souterraines. Ses eaux qu'on prescrivait autrefois aux personnes maigres et nerveuses, sont employées au service des Bains. Une machine à vapeur les élève dans les réservoirs et les distribue dans les Établissements.

Le Puits Chomel. — Température 44° centigrades. Le produit de cette source n'est que de 2,600 litres par jour. Cette source, qui provient

de la même nappe minérale que la précédente,
est située au centre de la galerie du nord.
Ses eaux arrivent au sol à l'aide d'une petite
pompe.

Elle fut découverte en 1775 ; elle doit son nom
au docteur Chomel, alors intendant de Vichy.

Elle est spéciale aux natures nerveuses ; elle est
indiquée dans les cas de catarrhe pulmonaire et
de maladies de l'estomac ou des organes respiratoires. Beaucoup de malades mélangent cette eau
avec du lait, du thé ou des sirops.

Source de Mesdames. — Température 46° centigrades. Cette source fait pendant à celle de la
Grande-Grille, à l'extrémité nord-ouest de la galerie ; elle débite 20,000 litres d'eau par vingt-
quatre heures.

Des conduites forcées amènent l'eau de son
point d'émergence, situé à 1,500 mètres de Vichy,
sur la route de Cusset, près du Sichon, dans l'allée dite de Mesdames.

La source de *Mesdames* est très-ferrugineuse ;
elle est utilisée avec profit dans les maladies de
l'appauvrissement du sang, la chlorose, les leu-
corrhées ; elle accélère les convalescences pénibles ; elle rétablit l'organisme des tempéraments
nerveux.

Source Lucas. — Température 29° centigrades.
Cette source, située en face de l'hôpital militaire,

n'est guère utilisée que pour les bains. Elle fournit 500 litres.

Elle s'emploie particulièrement dans les maladies de la peau, non inflammatoires. Son action est très-énergique ; employée en boisson, elle doit être coupée avec du lait ou de l'orgeat. — On ne la voit pas au niveau du sol.

Source du Parc. — Température 22° centigrades. Cette source, qui donne 14,800 litres par vingt-quatre heures, est située dans le parc, entre l'Établissement de première classe et le Casino.

Elle a été découverte en 1844, par les frères Brosson. Son jaillissement est intermittent, elle est particulièrement employée au service des bains. Toutefois, elle est recommandée aux estomacs paresseux, et dans les affections des intestins et des voies respiratoires.

Elle est riche en gaz carbonique, ce qui la rend très-facile à exporter, en même temps que très-facile à digérer.

Source de l'Hôpital. — Température 31° centigrades. Elle est située à l'extrémité de la grande allée du Parc, au centre de la place. L'eau a beaucoup d'analogie avec celle de la *Grande-Grille*, et s'applique particulièrement aux maladies de l'estomac, aux jaunisses anciennes et à certaines maladies spéciales aux femmes. Son rendement est de 60,000 litres par jour. Une partie de ses eaux va alimenter le petit établissement de bains de l'Hôpital.

Les Célestins. — Il y a deux sources aux Célestins : l'ancienne qui a une température de 12° centigrades et donne 300 litres par jour ; la nouvelle, dont la température est de 14° centigrades et qui produit 3,000 litres.

L'ancienne source et la nouvelle sont situées sur l'emplacement du couvent des Célestins, au milieu d'un très-beau parc qui ouvre sur la route de Nîmes et sur le boulevart Napoléon.

L'eau de l'ancienne source est pétillante, légèrement aigrelette, et convient aux graveleux, calculeux, diabétiques, goutteux, rhumatisants. Elle ne convient ni aux personnes irritables, nerveuses, ni aux hystériques.

La nouvelle source, captée en 1858, jaillit d'une masse de rochers d'aragonite, sous une grotte de rochers artificiellement disposés. Ses eaux s'appliquent aux mêmes maladies que la source ancienne.

Des salons de conversation, des salles de billards, un pavillon en plein air, y sont installés pour les buveurs et un parc ravissant, ombreux et bien arrosé, en font un charmant lieu de réunion.

Source d'Hauterive. — Température 14° centigrades. La source d'Hauterive est située à cinq kilomètres de Vichy ; elle fait partie du groupe des sources concédées par l'État à la Compagnie fermière. Son rendement est de 30,000 litres. La composition chimique de ses eaux est la même que celle des sources des *Célestins*, et les vertus des deux sont presque identiques.

Les eaux d'Hauterive sont particulièrement employées pour l'exportation.

Le chiffre de l'expédition de cette source a atteint en 1867 le chiffre de 480,000 bouteilles.

Sources de Saint-Yorre. — M. Larbaud, un des pharmaciens les plus instruits de Vichy, est devenu depuis le mois de mai 1857, le propriétaire des sources. Ces eaux dont l'Académie impériale de médecine a ordonné l'exploitation, sont analogues à celles de Vichy. Elles sont froides, d'une température de 12 degrés, gazeuses et alcalines.

Outre ces neuf sources, il y en a deux autres qui sont des propriétés privées. Ce sont les sources Lardy et Larbaud.

Source du Puits artésien Lardy. — Cette source renferme tous les éléments des sources naturelles alcalines. Son eau est à la fois ferrugineuse, alcaline et gazeuse. Elle a 150 mètres de profondeur, et se trouve située dans l'enclos des Célestins.

Cette eau, outre les éléments des autres sources, contient du fer. Ses propriétés médicales
sont très-énergiques ; elle convient particulièrement aux tempéraments lymphatiques, chlorotiques, à l'aménorrhée. Dans ces affections, le
principe ferrugineux vient augmenter la richesse
du sang.

Nous ferons suivre la description de ces différentes sources de quatre tableaux, dont les titres
et les chiffres suffiront à satisfaire la curiosité du
lecteur. Ces tableaux sont extraits du livre de
M. Barthez.

Propriétés physiques et chimiques des eaux de Vichy.

SUBSTANCES contenues DANS LES EAUX.	SOURCES.						
	Grande-Grille.	Chomel.	Grand-Bassin.	De l'Hôpital.	Des Acacias.	Lucas.	Des Célestins.
Acide carbonique. .	lit. 0,477	lit. 0,499	lit. 0,534	lit. 0,49	lit. 0,649	lit. 0,540	lit. 0,562
Carbonate de soude.	gr. 4,9814	gr. 4,9814	gr. 4,9814	gr. 5,0513	gr. 5,0513	gr. 5,0863	gr. 5,3240
— de chaux. . .	0,3490	0,3488	0,3429	0,5223	0,5068	0,5005	0,6103
— de magnésie.	0,0849	0,0852	0,0867	0,9952	0,0972	0,0970	0,0725
Muriate de soude. . .	0,5700	0,5700	0,5700	0,5426	0,5426	0,5463	0,5790
Sulfate de soude. . .	0,4725	0,4725	0,4725	0,4201	0,4202	0,8933	0,2752
Oxyde de fer..	0,0029	0,0031	0,0066	0,0020	0,0170	0,0029	0,0059
Silice.	0,0736	0,0721	0,0826	0,0178	0,0510	0,0415	0,1131
TOTAL.	6,5351	6,5331	6,5327	6,6814	6,7461	6,6678	6,9802

TABLEAU indiquant les diverses températures qui ont été observées à diverses époques à Vichy.

NOMS des SOURCES.	TEMPÉRATURES OBSERVÉES PAR							Le docteur Barthez,		
	Lassonne, le 18 juillet 1775.	Desbrest, le 27 avril 1717.	Berthier et Pubis, le 3 juillet 1820	Longchamps, en juin 1825.	François, en octobre et novembre 1843.	François et Boulanger, janvier et mars 1844.	François et Boulanger, août 1844.	en août 1847.	en décembre 1850 et janvier 1853.	en novembre 1868.
Gr. puits Carré .	48,75	46,25	15,00	44,88	44,90	43,75	»	46	48	45
Puits Chomel. .	43,13	36,25	40,00	39,26	37,90	28,65	»	41	42	41
Grande-Grille .	48,75	40,63	38,50	39,18	34,20	32,25	»	35	36	42
Hôpital.	36,25	36,25	»	35,25	31,60	29,90	»	31	31	31
Acacias.	31,25	28,13	»	27,25	27,70	24,20	»	»	»	»
Lucas	»	»	»	29,75	28,45	28,00	»	29	32	30
Célestins. . . .	27,50	22,19	»	19,75	16,85	8 à 9	22,20	16	»	»
Puits Lardy. . .	»	»	»	»	»	»	»	27	26	23

Produit ou jaugeage des sources.

NOMS des SOURCES.	PRODUITS DES SOURCES DE VICHY EN 24 HEURES, D'APRÈS LES OBSERVATIONS DE						
	Berthier et Pubis, en 1820.	Rose Beauvais, en 1825.	François, en 1843.	François et Boulanger, en janvier 1844.	François et Boulanger, en février, mars, avril, et mai 1844.	François, en novembre 1854.	Pigeon, en octobre 1858.
	m.c.	m.c.	m.c.	m.c.	m.c.	m.c.	m.c.
Gr. puits Carré. .	172,00	180,00	174,594	107,820	140,951	212,544	»
Puits Chomel. . .	2,50	»					
Grande-Grille. .	15,50	»	8,082	6,833	6,277	93,064	»
Hôpital.	56,00	51,00	56,620	55,005	63,005	65,730	»
Acacias.	6,50	»	2,692	»	54,080	104,200	»
Lucas.	6,50	»	6,508	»			
Célestins.	6,50	»	0,455	»	0,800	»	508
Idem, nouvelle source.	»	»	»	»	»	»	»
Puits Lardy. . . .	»	»	»	»	»	»	»

TABLEAU général donnant la composition de plusieurs sources de Vichy, établie pour un poids de 1,000 grammes de liquide (1 litre).

PRINCIPES MINÉRALISATEURS.	PAR M. O. HENRY, EN 1850.			PAR M. BOUQUET, EN 1852.			
	Grande-Grille	Du Parc.	Lardy.	De l'Hôpital.	Des Célestins.	Lucas.	De Mesdames
				gr.	gr.	gr.	gr.
Acide carbonique libre..	0,231 lit	0,272 lit	0,501 lit	1,067	1 049	1,751	1,908
Bicarbonates an-hydres.. . . . { de soude..	3,900 gr	4,840 gr	4,137 gr	3,029	5,103	5,400	4,016
de potasse.. . . .	indices.	indices.	indices.	0,440	0,315	0,282	0,180
de chaux..	0,107	0,094	0,277	0,570	0,434	0,545	0,604
de magnésie. . . .	0,005	0,057	0,210	0,200	0,328	0,275	0,425
de strontiane . . .	traces.	traces.	traces.	0,005	0,005	0,005	0,003
de lithine..	id.	id.	id.	»	»	»	»
Sulfates anhy-dres.. . . . . { de soude..	0,469	0,410	0,170	0,291	0,291	0,291	0,250
de potasse	0,020	0,004	0,020	»	»	»	»
Chlorures.. . . . { de sodium.. . . .	0,538	0,500	0,358	0,518	0,534	0,518	0,355
de potassium . . .	0,004	0,003	0,022	»	»	»	»
Iodure. . . . . . { Bromure . . . . { alcalins..	sensibles	sensibles	sensibles	»	»	»	»
Phosphate de soude.	?	?	?	0,046	0,091	0,070	0,003
Nitrate..	?	?	?	»	»	»	»
Silicate.. . . . . { de soude ou silice.	0,400	0,340	0,120	0,050	0,060	0,050	0,032
d'alumine..	0,230	0,233	inapprécié	»	»	»	»
Fer et magnésie.	0,001	0,001	0,001	0,004	0,004	0,004	0,026
Matière organique	indices.	indices.	indices.	traces.	traces.	traces.	traces.
Borate de soude	»	»	»	traces.	traces.	traces.	traces.
Arséniate de soude.	»	»	»	0,002	0,002	0,002	0 003
Substances fixes.	6,734	6,482	5,315	8,222	8,244	8,707	7,811

VICHY.

Vichy (5,600 habitants), est situé dans le département de l'Allier, entre Moulins et Clermont, dans une riante vallée sur la rive droite de l'Allier, belle rivière aux capricieux méandres.

Ses annales historiques, déjà si riches en souvenirs, inscriront en lettres d'or le nom de Napoléon III son principal, son plus persévérant bienfaiteur.

Le temps n'a respecté aucun des nombreux monuments élevés par les Romains à Vichy.

Le pont actuel occupe encore, dit-on, la place du pont en bois sur lequel César traversa l'Allier à Vichy, et aujourd'hui ce pont emporté par l'inondation de 1866 est en reconstruction. Il sera établi sur piles en pierres avec des arcs en fonte.

Après vingt siècles, il n'est pas de fouille nouvelle qui ne mette à jour des tronçons de marbre ou de colonnes, des statuettes, les vases artistement ciselés, témoins irrécusables de la prospérité dont les thermes de Vichy jouissaient à l'époque romaine.

Oublié jusqu'au douzième siècle, Vichy reprit son rang à mesure que se constitua la féodalité.

Vichy, au commencement du dix-septième siècle, ne comptait qu'à peine 200 feux ; il se releva

bientôt, grâce au patronage royal. La cour de
Louis XIV y eut des nombreux représentants. Le
pavillon qu'occupa la célèbre marquise de Sévi-
gné porte encore son nom : on lit toujours avec
plaisir ses ravissantes descriptions de Vichy, le
récit de son traitement et de sa guérison.

Une vie nouvelle commençait déjà pour Vichy;
d'augustes bienfaitrices, Mesdames Victoire et
Adélaïde, sœurs du roi Louis XVI, commencèrent
l'œuvre de la restauration. L'hospice est d'abord
créé sur la place qui porte le nom de la fonda-
trice. L'antique Maison du roi, comprenant une
piscine pour chaque sexe, se transforme en un
grand établissement destiné aux bains. L'avenue
du Roi, le chemin de Mesdames sont tracés et
plantés.

Mesdames Victoire et Adélaïde de France, et
avec elles une cour nombreuse, vinrent chaque
année passer à Vichy une partie de la belle saison.

Après la révolution, Napoléon Ier n'oublia pas
Vichy dans la grande œuvre de régénération.
C'est à lui qu'on doit l'achat et la plantation du
beau parc dont les ombrages sont aujourd'hui si
précieux et si recherchés.

La duchesse d'Angoulême fut heureuse de continuer à Vichy l'œuvre de tant de princes et notamment de ses tantes. Le célèbre docteur baron
Lucas dirige les traitements, fait recueillir et

aménager les eaux, étudie le plan de l'Etablissement thermal destiné à devenir l'un des premiers
du monde. La duchesse fut surprise à Vichy par
la révolution de 1830.

Sous le règne suivant, M. Cunin-Gridaine, ministre de l'Agriculture et du Commerce, ne négli-
gea rien pour aider à la prospérité de Vichy. C'est
lui qui fit venir M. Strauss.

Il était réservé à l'Empereur Napoléon III
d'achever la grande œuvre de la régénération
de Vichy. Comprenant bien que la gestion com-
merciale de l'Établissement thermal ne peut pas
être l'œuvre de l'Etat, mais bien celle d'une en-
treprise privée, il afferme en 1853 l'Établissement
et les sources pour quarante années à une So-
ciété qui dut prendre l'engagement de dépenser
3,500,000 francs sur la propriété de l'Etat, avec
obligation d'abandonner le tout à l'expiration du
bail.

Vichy dut à cette idée féconde la création de
bâtiments spéciaux dans lesquels fonctionnent
aujourd'hui plus de 350 baignoires avec d'immenses réserves pour l'approvisionnement des
eaux minérales; des usines, des bâtiments d'exploitation; enfin le Casino, qui est aujourd'hui
l'ornement et le centre de la station thermale et
la gare d'expédition des bouteilles, près le chemin de fer.

Tandis que la Compagnie ne négligeait rien pour appeler à Vichy une clientèle toujours croissante, pour réaliser d'une manière pratique et fructueuse l'extraction tant cherchée jadis des sels contenus dans les eaux minérales et pour porter le nom et les produits de Vichy dans les contrées les plus lointaines, la main bienfaisante de Napoléon III traçait à Vichy des voies nouvelles, de nombreux et magnifiques boulevards. Elle transformait les grèves de l'Allier en parcs ravissants. Elle dotait la cité d'un Hôtel-de-Ville, d'une église construite à ses frais, d'un Hôtel pour la poste et le télégraphe. Elle protégeait la ville au moyen d'une digue insubmersible, et qui l'a défendue en 1866; elle créait et approvisionnait d'immenses réservoirs d'eau douce pour le service de la ville. Nous sommes heureux de savoir que sa munificence ne s'arrêtera pas là; de nombreux projets sont à l'étude.

Enfin, l'Empereur ordonnait la construction de trois châlets à son usage, et MM. Achille Fould, alors ministre des finances, le comte de Clermont-Tonnerre, attaché à l'ambassade anglaise, et M. André, député au Corps législatif en firent construire trois autres. Ces châlets séparés par des squares charmants, uniformes d'architecture, offrent le coup d'œil le plus gracieux et le plus coquet que l'on puisse imaginer. Les maisons anglaises, érigées en regard, sont un digne pendant et rappellent les cottages les plus charmants des environs de Londres.

Les divers travaux ordonnés à Vichy par l'Empereur ont été exécutés sous l'habile direction de MM. R. de Lafosse, ingénieur des ponts et chaussées, et Lefaure, architecte.

Vichy pouvait envier à Aix, en Savoie, son beau lac du Bourget; mais le barrage actuellement terminé de l'Allier se prête aux joûtes et aux courses nautiques. L'emplacement est aussi choisi pour un vaste hippodrome sur la rive gauche de la rivière.

Grâce à l'administration, la ville a pu s'éclairer au gaz, acquérir un Marché et se créer de puissantes ressources qui permettent aujourd'hui toutes les améliorations désirables dont elle est heureuse et fière. (Extrait du *Guide de l'etranger*).

L'ÉTABLISSEMENT THERMAL DE VICHY.

L'ensemble de l'Etablissement thermal comprend deux bâtiments principaux et les bains dits *de l'Hôpital* ou de la *Source Rosalie*.

Le premier de ces établissements, affecté aux bains de première classe, se compose de 100 baignoires, sans compter les cabinets pour douches de toutes espèces. C'est un parallélogramme rec-

tangle de 57 mètres de long, sur 76 de large,
percé sur la façade, sur le parc, de 17 arcades
monumentales.

Le salon de bains de l'Empereur est placé dans
l'établissement de première classe. Il se compose
d'une antichambre, d'une salle de bains avec lit
de repos, de deux salles pour les douches, et d'un
cabinet de toilette.

Une immense galerie-promenoir traverse l'établissement et donne accès sur les galeries des cabinets de bains. La galerie de l'Ouest est réservée
aux hommes, celle de l'Est aux dames.

Au-dessus de la galerie Sud se trouvaient, il y
a quelques années, les salons des fêtes, aujour-
d'hui remplacés par le Casino. Au-dessus de la
galerie Nord ou des Sources, sont les bureaux de
l'administration de la Compagnie fermière.

Un cabinet de lecture et des librairies sont installés dans les différentes galeries.

A l'extrémité de la galerie-promenoir, sont
situés : à droite, les bains et inhalation de gaz
acide carbonique ; à gauche, les bureaux pour
l'inscription des malades et la vente des cachets
de bains.

Le second établissement thermal, affecté aux
bains de seconde et de troisième classes, entièrement séparés entre eux, a été construit en 1858
par la Compagnie fermière. Il est de forme rec-

tangulaire et n'a qu'un rez-de-chaussée, comprenant 180 baignoires de deuxième classe et 24 de troisième, sans compter les cabinets pour douches.

Comme le premier, le second bâtiment est traversé par une galerie-promenoir, reliant les galeries des cabinets.

Un square, entouré de grilles, précède et finit le bâtiment. Ce monument réunit toutes les conditions d'hygiène et de salubrité désirables.

Grâce à l'organisation du service, il est possible de donner par journée de 12 heures, 3,500 bains dans l'ensemble de l'Établissement. La différence qui existe entre les bains de première et de deuxième classe consiste seulement dans la dimension et la décoration des cabinets, la quantité de linge et la facilité donnée à chaque baigneur, mais nullement dans la médication...

Une Rotonde, où se vendent les Pastilles et les Eaux minérales, et un café complètent le devant de l'Établissement.

Les bains de l'Hôpital ou Rosalie, situés place Rosalie, en face la source de ce nom, ont été créés en 1819, sous les auspices du docteur Lucas. Cet établissement comprend 24 baignoires, sans compter les piscines et les cabinets pour douches, au nombre de 70 dans les trois établissements réunis. Il doit être reconstruit prochainement. La source sera entourée d'un square.

Outre ces bains, l'Établissement thermal se compose de toute son exploitation placée à droite de la rue Lucas. (Extrait du *Guide de l'Etranger*).

UNE VISITE A L'ÉTABLISSEMENT THERMAL.

Il ne suffit pas d'avoir bu aux diverses Sources, d'avoir pris plus ou moins de bains, d'être abonné au Casino, pour se faire une idée quelque peu exacte de l'ensemble qu'on appelle l'Établissement thermal. Cette visite doit être l'objet de plusieurs promenades intéressantes : l'Établissement thermal, c'est non-seulement le monument dont la construction, commencée en 1642, ne s'est achevée qu'en 1844, et qui comprend aujourd'hui le bain de l'Empereur et les bains de première classe au nombre de cent;

C'est aussi l'établissement de seconde et troisième classe, élevé en 1856 ;

C'est encore les bains dits de l'Hôpital ou de la source Rosalie, qui vont être prochainement reconstruits, en même temps que la place Rosalie va être transformée en square.

L'ensemble de l'exploitation de l'Établissement thermal forme une véritable cité; il peut se diviser en trois parties :

1° Entretien général du service de l'Établissement thermal;

2° Expédition des eaux minérales;

3° Extraction des sels et fabrication des pastilles.

Entretien du service de l'Etablissement thermal.— L'entretien du service des bains comprend les ateliers de forge et le matériel nécessaire à la réparation des accidents qui peuvent arriver à la tuyauterie, aux machines à vapeur, aux réservoirs des eaux, etc.

Les magasins qui renferment le matériel donnent une idée de l'ensemble de l'exploitation, c'est la représentation de tous les services qui la constituent; ils ont un cachet tout original par la diversité des objets qu'ils renferment et qu'on ne retrouve dans les magasins d'aucune usine.

En effet, là est déposé, non-seulement le matériel, mais aussi le mobilier nécessaire à tout le service des bains. Là sont étiquetés, rangés, des tuyaux de cuivre et des verres à gaz, des clapets de pompe, des pupitres à musique et des bielles de rechange, des corbeilles de fleurs artificielles et des baignoires, des bornes-fontaines et des décors de théâtre. L'administration de Vichy, isolée des grands centres, est obligée de prévoir à peu près le nécessaire. Elle amuse le soir, au Casino, les malades auxquels elle a donné des soins le matin; après le verre d'eau, le concert; après le bain, le spectacle; après la santé du corps, les plaisirs de l'esprit.

Ce service comprend la lingerie et la buanderie.

La buanderie fonctionne par la vapeur et blanchit, environ 900,000 pièces de linge, et par jour quelquefois 13,000. L'ensemble du linge représente le service de trois jours, la dépense de linge comme usure est d'environ 30,000 fr. par année.

Pour subvenir aux besoins du service, des séchoirs à air chaud fonctionnent en temps de pluie, afin que jamais le linge ne puisse manquer aux malades.

Expédition des eaux minérales. (Atelier d'emballage près la gare du chemin de fer). — L'expédition des eaux minérales avait lieu autrefois dans la cour d'exploitation, dans le local où se trouve aujourd'hui le magasin du matériel. Mais le service est devenu si important, qu'aujourd'hui toute cette exploitation a été installée à la gare, en face l'imprimerie Wallon, dans un local de 8,000 mètres, relié au chemin de fer par un embranchement spécial.

Les bouteilles arrivent là, des verreries de Brassac, Mége-Coste, Rive-de-Gier, etc., sont rincées de suite, vont aux sources se faire remplir, et reviennent à la gare pour subir les diverses manutentions du capsulage, de l'étiquetage et de l'emballage; c'est de cette gare qu'elles partent pour le monde entier.

Les bouteilles sont rincées dans trois bassins à courant d'eau continu; elles remontent de bassin en bassin et arrivent au bassin supérieur qui reçoit la première eau chaude et en pression. Chaque bouteille est rincée à fond par un jet d'eau sortant d'un robinet à ressort.

Aux sources, les bouteilles sont remplies au moyen de robinets spéciaux. Au fur et à mesure du puisement, les bouteilles pleines sont bouchées avec une machine qui enfonce les bouchons si énergiquement, qu'il faut presque toujours, pour les déboucher, se servir d'un tire-bouchon à levier.

Elles sont ensuite retournées à la gare d'expédition et livrées à une équipe de quatre hommes. Le premier est assis, ayant devant lui un vase de résine tiède; il prend la bouteille, goudronne le bouchon, le recouvre d'une capsule d'étain, et la passe à son voisin; celui-ci place le col de la capsule dans une petite machine, à la fois simple et ingénieuse, qui étrangle l'étain et le sertit sur le goulot. La bouteille passe alors à un ouvrier qui applique l'étiquette. L'ensemble de cette manutention a été complétement décrit par M. Turgan, dans le sixième volume de ses *Grandes Usines de France* auquel nous renvoyons nos lecteurs.

Chaque capsule indique le nom de la source et l'année du puisement.

Les emballages se font de deux manières, ou avec de simples tortillons de paille enveloppant chaque bouteille, ou avec une espèce de capuchon de même substance, appelé paillon. Ces capuchons qui augmentent très-peu le prix de l'emballage ont, par compensation, l'avantage d'être beaucoup plus propres et de réduire le fret du tonnage pour les exportations outre-mer. Ils se fabriquent à peu près comme les nattes dont on se sert pour défendre les plantes de la gelée et forment une enveloppe qui s'ajuste à la bouteille et peut toujours resservir à d'autres emballages.

La caisse de 50 bouteilles pèse, avec un emballage ordinaire, de 107 à 108 kilos ; avec les capuchons, elle ne pèse plus que 101 kilos, et les dimensions de la caisse sont réduites. La caisse de demi-bouteilles varie, comme poids, entre 65 et 67 kilos.

Les expéditions se font par caisses de 50 bouteilles ou 50 demi-bouteilles. L'emballage est gratuit par caisse de 50 bouteilles ou demi-bouteilles.

Extraction des sels et des eaux minérales. — Jusqu'en 1853, les sels dits de Vichy étaient de simples carbonates de soude achetés dans des fabriques de produits chimiques, à l'état de cristaux de soude, exposés à un courant d'acide carbonique des sources et transformés ainsi en bicarbonates.

A cette époque, la Compagnie fermière prit à bail de l'État l'Établissement thermal. Elle ne voulut pas induire en erreur le public sur la qualité de la chose vendue, et décida que les sels livrés à la consommation, sous son cachet, seraient, à l'avenir réellement extraits des eaux minérales des sources de l'Etat.

Les premiers essais pour obtenir cet important résultat, eurent lieu en 1854 et 1855.

Aujourd'hui, l'évaporation se fait comme dans les salines, au moyen de chaudières se déversant l'une contre l'autre. Cette opération, simple en apparence, constitue un travail minutieux, qui a lieu pendant toute l'année, aux sources mêmes, sous les yeux du public.

Chaque série de quatre chaudières évapore en huit jours 96,000 litres d'eau qui ne laissent plus que 3,000 litres de liqueur, marquant 27° au pèse-sel de Beaumé.

Les deux espèces de sels pour bains et de sels pour boisson et pastilles ont été analysées en 1862 et 1865, par des chimistes compétents, et les diverses analyses ont été consignées dans des traités spéciaux.

Atelier des pastilles digestives de Vichy, des sucres d'orge et du chocolot. — L'atelier est installé près des sources et de l'évaporation dés eaux. Il est entouré de tables en marbre blanc, et renferme : une scie circulaire pour le sucre, un pulvérisateur dont les roues de granit tournent dans un mortier couvert, un blutoir, un malaxeur mu par la vapeur. Le travail se finit sur une table de marbre ; la pâte, au moyen de rouleaux de bronze, est mise en galettes et portée à la machine à mouler les pastilles, automate fort ingénieux, qui fonctionne avec régularité et propreté. On récolte les pastilles sur la toile sans fin intérieure, on les étale sur des cadres et on les porte dans une étuve ; quand elles sont bien desséchées, on les range dans les boîtes.

L'Établissement fabrique annuellement plus de 21,000,000 de pastilles. C'est dans ces ateliers que se fabrique le chocolat et le sucre d'orge.

Cartonnages de l'Etablissement thermal.—Tous les cartonnages, qui se faisaient autrefois à Paris, sont maintenant fabriqués dans les ateliers de la Compagnie. On confectionne annuellement 900,000 à 1,000,000 boîtes ; ce seul travail, ainsi que les manipulations, emploie plus de 70 personnes. Cette partie de l'exploitation augmente tous les jours, travaille même pour Thiers, et fournit un aliment de salaire à la population ouvrière, hommes et femmes.

La partie souterraine de l'Établissement thermal, ses aqueducs, ses citernes, offrent aussi une promenade aussi instructive qu'intéressante. (*Extrait du Guide de l'Etranger.*)

PROPRIÉTÉS DES EAUX DE VICHY.

Les propriétés actives, énergiques, des eaux minérales alcalines de cette station nécessitent de la part des malades une sollicitude constante, spéciale même, en raison de la richesse minéralisatrice qui caractérise chacune des sources de Vichy.

Les personnes qui s'y rendent pour y subir un traitement méthodique ne doivent pas oublier qu'elles se trouvent en face d'une médication puissante, constituée ici par des eaux minérales les plus riches en principes actifs. On doit surtout se rappeler que les eaux de Vichy sont rangées parmi les plus *arsenicales*. De là dérivent les considérations qui ont trait à l'hygiène spéciale des maladies avant et pendant la cure.

Cette hygiène se résume dans les moyens rationnels adaptés aux exigences de chaque constitution et ont plus particulièrement trait aux soins antérieurs et consécutifs au traitement par les eaux.

Les premiers exigent de la part des malades certains soins préventifs ou préparatoires, mettant l'organisme dans les conditions les plus favorables à profiter des bons effets des eaux et en même temps révélant les indications et les dispositions organiques individuelles.

S'il s'agit d'individus à tempérament sanguin, par exemple, et exposés aux congestions vers des organes importants, le cerveau, le cœur et les poumons, une certaine hygiène préventive, dont l'indication appartient au médecin de la famille, doit être appliquée afin d'éviter de provoquer, par les propriétés actives des eaux, un mouvement fluxionnaire vers ces mêmes organes. Si le malade est exposé aux embarras gastriques, il faudra peut-être auparavant recourir aux purgatifs, afin de préparer en quelque sorte les voies par où doit s'opérer l'absorption des principes actifs des eaux.

Mais presque toujours, dans l'une ou l'autre de ces conditions, il est indispensable de commencer l'administration préalable et chez soi des eaux minérales transportées. Quelques bains minéralisés avec les sels de Vichy auront également leur utilité, dans le but d'un traitement préventif. Cette pratique mettra malade et médecin sur la voie des susceptibilités organiques qui seront mises en jeu par le traitement minéral de Vichy. Elle éclairera la question si importante des indications et des contre-indications. J'ajoute que cette même pratique, peut-être indifférente ailleurs, est

pour Vichy d'autant plus impérieuse et urgente,
qu'il s'agit d'eaux minérales fortes, d'eaux miné-
rables surtout *arsenicales*.

. En second lieu, beaucoup de malades s'imagi-
nent, et avec eux peut-être encore quelques médecins, qu'avec la fin du traitement thermal doit
cesser absolument toute médication. Oui, s'il est
question de traitement pharmaceutique, dont l'action peut entraver les effets des eaux minérales ;
non, en général ; mais s'il est question des eaux
minérales transportées, qui contribuent à conso-
lider les bons effets obtenus, leur administration
est même souvent urgente pour terminer la modification organique, but du traitement, et rendre
celle-ci plus intime, plus radicale, plus profonde.
Ce que j'expose ici est d'autant plus impérieux
que les malades ont une tendance malheureuse
à fuir prématurément, fuite déplorable, issue de
ce préjugé ridicule, qui veut qu'après 21 jours
de traitement, TOUT SOIT FINI !.....

Qu'on me permette, à ce propos, de répéter une
observation qui a déjà été faite plusieurs fois. La
plupart des malades s'exposent bénévolement à
compromettre, par cette durée fixe assignée d'a-
vance à leur traitement, les résultats de la cure.
D'autres, ce qui est plus grave, quittent Vichy
alors que l'organisation est en butte aux efforts
de l'action des eaux.

Les eaux minérales ne sont pas de l'eau claire :
c'est une eau claire qui contient en dissolution
des principes minéraux variés et abondants. Ici
le bicarbonate de soude dominant dans toutes les
sources ; puis le fer existant dans chacune d'elles,
à l'état de protoxyde de fer, principalement dans
la source nouvelle des Célestins, d'Hauterive, de
Mesdames et de Lardy ; puis l'arsenic surtout, à
l'état d'arséniate de soude, se rencontrant partout,
et particulièrement dans la source de Mesdames,
ce médicament y existe dans la proportion très-
notable de 3 milligrammes par litre. Or, il faut
observer que les sources ferrugineuses sont en
même temps les plus arsenicales, et de cette coïncidence résulte le plus puissant modificateur dont
le praticien puisse disposer contre les maladies
chroniques. Le fer uni à *l'arsenic*, ce régulateur
du mouvement nutritif, des fonctions circulatoires
et assimilatrices, c'est là un des importants éléments qu'il faut envisager dans la thérapeutique
thermale, appliquée à la chlorose, à l'anémie,
à la gastralgie et aux cachexies diverses.

Ajoutons que l'ensemble des principes minéraux, dont font encore partie la strontiane, le
brome et l'alumine, puis le rubidium et le cœsium,
que M. Grandeau a constatés dans ses analyses
spectrales ; ajoutons, dis-je, que cet ensemble est
associé partout, en plus ou moins grande quan-

tité, à l'acide carbonique, gaz qui assure en quelque sorte l'assimilation des principes précédents, en facilite l'absorption, et à l'hydrogène sulfuré.

Le Puits-Carré, la source Chomel, la source du Parc renferment ce dernier gaz en proportion sensible aux réactifs, qui en décèlent la présence manifeste.

M. Baudrimont a constaté la présence de la sulfuraire dans la source Lucas, et l'hydrogène sulfuré dans la source du Parc et dans la source intermittente de Vaisse.

Les malades peuvent donc être assurés qu'on ne saurait jouer impunément avec une médication aussi complexe; qu'il faut, au contraire, pour en seconder les effets curatifs, apporter toute la vigilance, toute la méthode et le tact médical nécessaires, unis aux conditions de séjour suffisamment prolongé, pour en assurer les succès.

Les eaux de Vichy, avons-nous dit, sont rangées parmi les eaux minérales les plus arsenicales, et cette notion, en dehors des conditions organiques individuelles, doit contribuer à en diriger et prolonger l'application. Elle doit au moins inspirer l'idée d'une administration pendant un séjour plus long que celui si généralement et si arbitrairement adopté.

La cure thermale, à laquelle on impose la désignation vulgaire de *saison*, devrait donc être au moins de soixante jours. Les malades ne seraient plus alors exposés à ce que l'on a appelé incidents du traitement thermal et qui souvent ne sont que des phénomènes, légers il est vrai, d'intoxication, attestant qu'on est au delà du but.

Au nombre de ces dits incidents se place, en première ligne, la fièvre thermo-minérale, avec courbature, agitation du pouls, insomnie, maux de tête, et qui se produit en général, au début du traitement. Dans d'autres cas, c'est l'explosion de crises apparaissant inopinément dans le cours et sous l'influence du traitement, ce qui atteste qu'on a dépassé le but. Pour avoir voulu marcher trop vite, il faut interrompre et rétrograder.

Tous ces phénomènes n'auraient certes pas lieu si les eaux étaient administrées avec des interruptions ménagées et réparties pendant un délai de 60 jours environ. Ce chiffre n'a rien d'absolu, mais il permettrait à l'organisme de subir une modification à la fois plus intime, plus durable et plus profonde.

Ce délai est surtout motivé encore par cette grave considération, c'est que les eaux de Vichy sont des eaux alcalines arsenicales et constituent une médication dont la puissance relève aussi du principe arsenifère. Ce fait, depuis longtemps envisagé par les praticiens de Vichy, mais méconnu par les malades, entraîne aussi des résultats inattendus ou des effets thérapeutiques incomplets. Car l'arsenic n'agit efficacement qu'à la condition d'un long laps de temps pendant lequel l'organisme est soumis à ce médicament. Personne n'ignore que, dans les applications de l'arsenic même à 2 et 3 mill. par jour, ce n'est qu'après plusieurs mois qu'il faut en attendre des effets efficaces et persistants.

En médecine thermale, sans doute ce délai peut être abrégé en raison du médicament complexe et puissant que représentent nos eaux alcalines; mais, dans la grande généralité des cas, une cure de 50 à 60 jours sera le plus souvent d'une absolue nécessité pour obtenir soit une amélioration radicale, soit une guérison définitive.

Mais outre les eaux, à peu d'exceptions près, le traitement doit comprendre les bains minéraux et les douches simples à percussion ou alternées, suivant les indications. Les bains sont d'une absolue nécessité pour appeler à la peau une vitalité qu'elle a perdue, ou réveiller ses fonctions inactives. Le praticien, en agissant dans ce sens, sait qu'il répond aux plus impérieuses conditions qui dominent, en général, la cure des maladies chroniques (1).

(1) Dr E. Barbier, *médecin aux Eaux de Vichy.*

Quel est le mode d'administration des eaux de Vichy?

On prescrit le plus ordinairement les eaux de Vichy en boisson, sous forme de bains ou des douches quand il y a indication.

Le meilleur moyen d'administrer les eaux de Vichy consiste à les faire prendre en boisson. Bien que le principe alcalin soit le point capital de la thérapeutique, faut-il encore être très-réservé sur la quantité à prescrire aux malades et sur le choix des différentes sources. Ce qu'écrivait Lucas il y a de cela longtemps déjà, est encore vrai de nos jours, et les conseils qu'il donnait alors doivent être pris en grande considération. Ces conseils les voici :

« Les sept sources de Vichy, dit ce médecin, présentent dans leur emploi médical des différences bien plus importantes qu'on ne pourrait le croire d'après l'analyse chimique ; et, bien qu'il soit difficile d'apprécier *à priori* la raison de cette différence, des observations nombreuses, renouvelées depuis vingt-trois ans, ne me laissent aucun doute à cet égard. Dans cet état d'incertitude, il faut interroger la susceptibilité des organes, la mobilité nerveuse des malades ; il faut tâtonner pendant tout le cours du traitement. Cette même circonspection est nécessaire surtout, suivant les changements de l'atmosphère : la température, le degré d'humidité, l'état électrique de l'air, sont autant de causes influentes qu'il n'est jamais permis de négliger. »

Une fois que l'on a fait choix de la source qui convient au malade, — et l'on ne peut arriver qu'à tâtons, on le sait, à cette connaissance thérapeutique, — il faut, avant de commencer le traitement, bien préciser la nature du mal et, à l'aide des moyens d'investigation que nous avons décrits, constater l'état organique du malade. Il ne faut jamais perdre de vue que ce n'est point à des données générales qu'on doit se tenir; qu'il ne faut point se contenter de mots tels que diathèse, scrofules, gastropathie, dyspepsie, etc., mais bien étudier au contraire le malade en particulier. Deux malades atteints de la même affection, quant à la nature et au genre de la maladie, diffèrent l'un de l'autre par l'état organique; tel malade, par exemple, qui a un gros ventre, est atteint de diabète accompagné d'un catarrhe pulmonaire; un autre est également affecté de diabète, mais son état organique diffère du premier en ce que celui-ci est d'une constitution maigre, et ne présente pas d'autres états pathologiques. On comprendra dès lors que le traitement devra être différent; tous deux se trouveront bien du traitement alcalin pour remédier aux accidents diabétiques; mais tandis que l'eau de Vichy suffira au traitement du second malade, pour le premier il faudra avoir recours aux expectorants pour chercher à le débarrasser de son catarrhe.

De tels exemples pourraient être multipliés à l'infini; mais je crois avoir été assez clair dans mon exposé, pour que tout le monde comprenne qu'une attention minutieuse est de rigueur si l'on veut être utile aux malades. Il faut encore recueillir soigneusement tous les détails importants de l'observation, constater les résultats obtenus dès les premiers jours et comparer ainsi les symptômes survenus pendant la médication; il faut rechercher, à l'aide des réactifs, le degré d'alcalinité. C'est à la sagacité du médecin de Vichy que l'on doit s'en rapporter pour la quantité d'eau à prendre, et se mettre en garde contre la saturation alcaline; car en toute chose, il ne faut ni aller au delà ni rester en deçà du but; c'est par l'observation attentive qu'on évitera de graves inconvénients qui pourraient en résulter.

Il faut ordinairement commencer par faire prendre au malade, d'abord deux verrées par jour, puis trois, puis ensuite quatre verrées si l'état du malade l'exige. Mais, dans aucun cas, il ne faut prendre les eaux de Vichy à discrétion, l'économie s'en saturerait vite, et l'estomac se fatiguerait.

Quant à la durée du traitement, il est d'ordinaire de vingt jours, quelquefois d'un mois, cela dépend un peu du temps que le malade a à consacrer à la *cure* qu'il vient faire, et de la belle saison ; s'il est d'urgence que le traitement soit continué, on ordonnera les sels et les eaux transportées, en ayant toujours soin de conseiller la modération et de ne pas négliger à cet effet les avis toujours utiles du médecin ordinaire.

L'usage des bains d'eaux thermales ont produit les meilleurs résultats dans certaines affections chroniques, mais à la condition que l'absorption ne se prolonge point trop et que la température du bain soit à un degré convenable.

Les bains, en général trop chauds, c'est-à-dire ceux qui dépassent la température normale de l'intérieur du corps, laquelle varie entre 36 et 37 degrés, produisent des effets fâcheux : ils peuvent déterminer chez les malades des congestions pulmonaires ou cérébrales, des accélérations dans la circulation, des sueurs abondantes, qui alors occasionnent un affaiblissement capable d'entraîner à lui seul la mort.

Il faut encore préciser la quantité d'eau qu'il convient de mettre dans un bain, et à cet effet tenir compte de la nature de la maladie, de l'âge, du sexe de la personne, et encore de la délicatesse du système cutané du malade.

Avoir soin de ne point refroidir le corps à la sortie du bain; prendre quelques heures de repos dans un lit chauffé à l'avance.

Si ces recommandations hygiéniques sont exactement suivies, le malade retirera des bains les meilleurs effets.

La douche, en raison de l'action stimulante qu'elle exerce sur l'économie, peut donner lieu aux meilleurs résultats ; ce mode de traitement doit surtout être employé dans les cas d'engorgements chroniques de nos viscères, tels que les engorgements du foie, de la rate, les tumeurs ovariques, etc., etc.

La douche doit être pratiquée avec beaucoup de ménagement ; le jet ne doit pas être trop fort. Il ne faut pas cependant tomber dans l'excès contraire, car, si le jet est trop faible pour ébranler le système nerveux, l'effet thérapeutique alors n'aura point lieu.

Les douches doivent être ordinairement pratiquées une fois par jour, et leur durée ne pas dépasser 15 minutes. A la suite des douches, il faudra avoir soin de faire plonger le malade dans un bain mitigé, afin de le calmer un peu de la secousse qu'il aura reçue. Après ce bain, le malade se mettra pendant une heure dans un lit chaud, et il aura le soin de bien se couvrir afin de favo

riser la transpiration. C'est sous forme d'irriga-
tion à jet continu ou intermittent que l'on donne
les douches. Quant aux douches ascendantes, on
ne les prescrira qu'autant qu'il y aura une constipation opiniâtre, de l'atonie intestinale ou
bien, comme le conseillent quelques-uns de mes
confrères, quand on veut établir le flux hémor-
rhoïdal.

Un régime convenable est de rigueur avons-nous
écrit dans le sommaire de ce chapitre. On doit, en
effet, avant tout, adopter un régime réparateur ;
les substances alimentaires tirées du règne animal sont toutes bonnes (biftecks, côtelettes, pou-
lets, gibier, etc.), et peuvent être prises, en ayant
le soin toutefois de les épicer légèrement pour les
rendre stimulantes et réveiller ainsi l'action de
l'estomac.

Les fruits en compote ne présentent aucun
danger ; mais il convient de s'abstenir des fruits
nouveaux, qui sont d'ordinaire un peu acides.
Le café et le thé peuvent être autorisés, si leur
usage ne produit point des excitations nerveuses.

Les aliments dont on doit se priver sont les
viandes salées ou fumées, les pâtisseries, les fri-
tures faites dans la graisse, les fruits trop sucrés
ou trop acides ; ces acides sont l'acide tartrique,
citrique, acétique.

Pour boisson, on prendra de l'eau coupée avec un peu de vin vieux.

Tel est en résumé très-succinct le régime à suivre pendant le séjour à Vichy, lequel devra être modifié selon l'état du malade.

En terminant ce livre, je crois signaler à l'attention de mes savants confrères une pratique que j'emploie d'ordinaire, et dont la valeur m'est aujourd'hui démontrée.

Lorsque le malade quitte la ville thermale, je lui remets copie de son observation très-détaillée et dans laquelle sont consignés les différents phénomènes survenus pendant le traitement.

Cette consultation, qui est toujours remise au médecin ordinaire du malade, informe celui-ci de ce qui s'est passé, et à son tour il peut aisément constater lui-même si les effets de l'eau thermale de Vichy ont été salutaires à son malade.

FIN

TABLE DES MATIÈRES

CHAPITRE DEUXIÈME.

MALADIES TRAITÉES PAR LES ALCALINS.

CHAPITRE TROISIÈME.

DU DIAGNOSTIC CONSIDÉRÉ D'UNE MANIÈRE GÉNÉRALE PAR
RAPPORT AUX MALADIES QUI SONT TRAITÉES A VICHY.

CHAPITRE QUATRIÈME.

CHAPITRE CINQUIÈME.

LES EAUX DE VICHY.

Paris. A. PARENT, imprimeur de la Faculté de Médecine, rue M͏ʳ-le-Prince, 31.

www.ingramcontent.com/pod-product-compliance
Lightning Source LLC
LaVergne TN
LVHW021515170726
843501LV00004B/870